整形时间
美容外科常用术式图解

主　编：曹　政　副主编：岳　嵩

主　审：郭　澍　副主审：金石峰

北方联合出版传媒（集团）股份有限公司

辽宁科学技术出版社

沈阳

图书在版编目（CIP）数据

整形时间：美容外科常用术式图解 / 曹政主编. —
沈阳：辽宁科学技术出版社, 2020.7
ISBN 978-7-5591-1569-0

Ⅰ.①整… Ⅱ.①曹… Ⅲ.①整形外科手术—图解
Ⅳ.①R622-64

中国版本图书馆CIP数据核字(2020)第058220号

出版发行：辽宁科学技术出版社
　　　　　（地址：沈阳市和平区十一纬路25号　邮编：110003）
印 刷 者：辽宁新华印务有限公司
经 销 者：各地新华书店
幅面尺寸：210mm×285mm
印　　张：14.5
字　　数：300千字
插　　页：4
出版时间：2020年7月第1版
印刷时间：2020年7月第1次印刷
责任编辑：凌　敏
封面设计：曹　政
版式设计：袁　舒
责任校对：黄跃成　王春茹

书　　号：ISBN 978-7-5591-1569-0
定　　价：168.00元

联系电话：024-23284363
邮购热线：024-23284502
E-mail:lingmin19@163.com
http://www.lnkj.com.cn

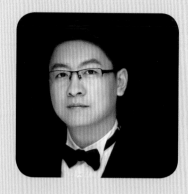

曹政
中国医科大学整形外科硕士
北部战区总医院整形外科主
治医师
邮箱 yaksaa01@163.com
微信 yaksaa

主　　编：曹　政

副主编：岳　嵩

主　　审：郭　澍

副主审：金石峰

绘　　图：曹　政

编　　者：（按姓氏笔画排序）

于尔特　于　兵　王　杨　王　婷
左　娜　卢山秀　曲　开　刘　磊
刘　霄　刘中波　刘　刚　刘佳怡
孙　旭　孙　强　孙海峰　杜连新
李　哲　李可竹　吴京阳　佟　爽
张彬柱　陈　赫　姜　健　耿　金
贾本川　徐　晔　康　悦　韩子阳
潘娇妮

序

　　整形美容外科手术的术式种类繁多，由于其多样性及特殊性，整形美容医生在学习掌握手术技能时可能存在一定困难，特别是各术式的设计及原理是年轻医生学习的重点和难点。

　　本书以全身多个部位为篇章，由编者参阅大量临床资料编写而成，除去繁杂冗长的篇章，对常用术式的手术设计、原理作以精要说明及图示解析，以便让读者快速了解并掌握整形美容外科手术的常用术式。

　　本书编写过程中得到了中国医科大学附属第一医院、北部战区总医院多位专家和前辈的指导和帮助，在此表示衷心感谢。

　　随着整形美容技术的不断发展，对整形美容技术的认识也会有不断的更新，观念也可能随之改变，加之编者水平有限，谬误之处在所难免，敬请各位同道指出，以便再版时更新、更正。

曹政

目 录
CONTENTS

第一篇

FIRST PART

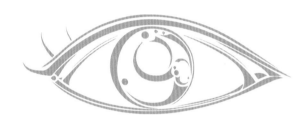

眼部
EYE

第一章 重睑形成术

现代人的审美观念认为，重睑可以使人的眼睛看起来更加明媚、清秀，而单睑者的上睑皮肤没有褶皱，让人显得单调而冷漠。目前，重睑形成术已经成为亚洲眼部整形中最常见的手术。

一 矫正方法

重睑与单睑在解剖上有所差异：重睑者在睁眼时，上睑提肌腱膜与皮肤之间存在纤维连接，睁眼时可将重睑线下方皮肤拉向组织深层；而单睑者在睁眼时，上睑提肌腱膜与皮肤之间并无纤维连接，无法将皮肤拉向组织深层形成重睑（图1-1-1）。

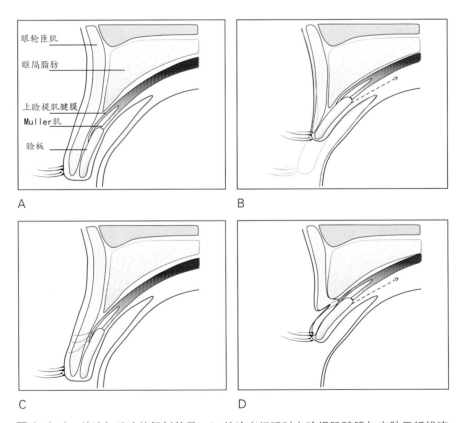

图 1-1-1 单睑与重睑的解剖差异。A. 单睑者闭眼时上睑提肌腱膜与皮肤无纤维连接。B. 由于缺少上睑提肌腱膜与皮肤间的纤维连接，单睑者睁眼时无法将重睑皱襞拉向组织深层，无法形成重睑。C. 重睑者闭眼时上睑提肌与皮肤存在纤维连接。D. 重睑者睁眼时上睑提肌腱膜与皮肤之间的纤维连接将皮肤及眼轮匝肌拉向组织深层形成重睑线

补充 **双眼皮贴并未行解剖上的连接重建，如何理解使用双眼皮贴形成的重睑**

（1）双眼皮贴实际上可以看作一块弹性极差的组织（如一块外置的睑板），贴合后将重睑线下唇皮肤与上唇皮肤弹性的连续性中断。

注：有学者认为，亚洲人种的重睑形成机制可能还包括重睑线上、下皮肤和肌肉质地的不同。重睑线上方皮肤厚且硬，下方皮肤薄而软，这种厚度和硬度的不同，使上睑皮肤在睁眼时皱襞处加深，形成重睑；同时重睑线上方肌肉发达、较厚，下方肌肉很薄且不发达，睁眼时两部分肌肉交界处形成重睑。

（2）即使是单睑的人，由于内眦处皮肤存在较强的抗力，睁眼时内眦侧皮肤也可形成部分"重睑线"，且这部分"重睑线"较顽固。用双眼皮贴固定后，可将贴合部位与此线条形成一个整体，使重睑线下唇皮肤随睁眼的运动被强行推入组织深层形成重睑折叠。

（3）由于内眦侧线条较顽固，所以有时在重睑手术后，内眦处重睑线易消失并以原内眦处线条取而代之。

重睑手术的目的是建立一个连接，以连接**深层**组织与**浅层**组织，使重睑线下唇的组织随睁眼动作被拉入皮肤褶皱，形成重睑折叠。

深层固定位置：重睑深层固定位置可以是上睑提肌腱膜或是睑板，固定于上睑提肌腱膜可以看作模仿"先天"的重建；而固定于睑板可以看作"后天"物理学上的搭建（图1-1-2）。两者对手术效果的影响不大，但固定于睑板更加牢固，可以防止组织松弛导致的重睑线变化。

浅层固定位置：浅层可固定于真皮或眼轮匝肌，但固定于眼轮匝肌更加自然，不会出现皮肤的缝隙或缺口。

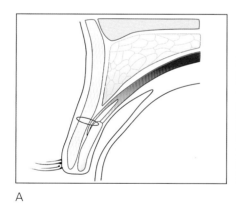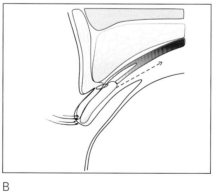

A B

图1-1-2 A.重睑形成术于重睑线处将皮下组织固定于睑板。B.在睁眼时，重睑处皮肤随提肌运动被牵拉向组织深层形成重睑凹陷

补充

（1）缝合打结时勿过紧，以防止出现切割而导致术后重睑线不明显或消失。

（2）亚洲人睑板的宽度约为8.8mm，若固定的线结位置超过睑板，除重睑宽度过宽外，还可出现线结对眼球的摩擦刺激。

二　手术方法

基于重睑形成的原理，我们可将手术大致分为全切、埋线、部分切开等术式。

全切重睑

全切重睑适用面广，其优势在于：①可同时去除多余的上睑松弛皮肤。②可在手术中适当去除上睑臃肿的眶隔脂肪。③可建立长期稳定的连接。④通过重睑切口可同时做上睑提肌无力矫正手术。弊端是：手术损伤大于埋线，可形成瘢痕印迹，消肿时间长。

1.手术设计

理想的设计应该是手术后形成的重睑外观与手术前设计的重睑外观相一致。其难点在于切除皮肤宽度的度量。设计时要考虑到术前、术后睁眼平视时重睑线上唇的皮肤都会折叠，使重睑线被遮挡隐藏一部分，设计失误时往往使折叠的这部分皮肤量无法确定（图1-1-3）。

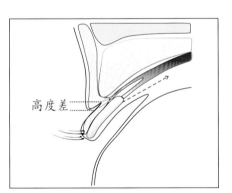

图1-1-3　睁眼时重睑处形成折叠，重睑的宽度为
重睑线设计的高度减去折叠部分的宽度

（1）重睑线的位置：首先，需要明确的是重睑的高度，众所周知的重睑宽度是6~8mm，由于皮肤具有弹性，所以其并非是切口下唇皮肤的高度，而是指将皮肤固定缝挂于"上睑提肌腱膜"或"睑板"时的高度。眼睛大、皮肤薄的患者，适合设计相对宽些的重睑线；而眼睛小、皮肤厚的患者，适合设计相对窄些的重睑线。

（2）标记画线：对于无上睑赘皮的患者，于患者闭眼时用探针在上睑皮肤处压一条重睑线印迹，嘱患者睁眼观察外观，在对外观满意时标记画线，此为重睑切开线，无须设计皮肤切除范围（图1-1-4）。

图 1-1-4 A、B. 对于无上睑赘皮的患者，用探针将重睑处皮肤压于重睑皱襞内，形成满意的重睑形态后，其探针位置即为重睑标记线，无须切除多余皮肤

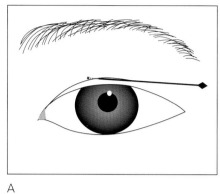
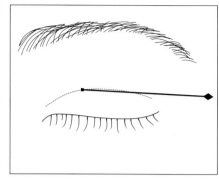

A

B

补充

> 若用探针标记的重睑线在睁眼时正常，闭眼时高度却过高（此为重睑线上唇皮肤过多，其向下折叠遮挡也过多，虽睁眼时重睑线高度正常，但闭眼时重睑线高度已超出睑板的范围），则一定要采取全切法并去除多余的皮肤。

对于有上睑赘皮的患者，需在设计重睑切口线的基础上，切除多余的赘皮部分。用食指抵住眉毛，向上轻轻推皮肤，让上睑的皮肤舒展开，再用探针模拟出重睑的外观。在对外观满意后画线，此线为重睑下方切口线。在上推皮肤的状态下（解除赘皮影响的状态下）测量上睑缘与重睑线的距离。然后松开上推皮肤的手指，以同样的距离标记出出上睑缘至上睑的皮肤的切口线，此为设计的重睑上方切口线。切除上、下切口线之间多余赘皮以模拟上推皮肤时的状态，解除赘皮对重睑的影响（图1-1-5）。

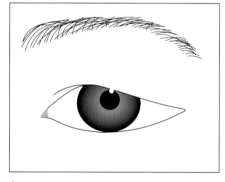
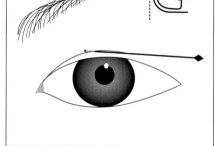

图 1-1-5 对于有上睑赘皮的患者，需切除多余皮肤。A. 上睑存在赘皮。B. 在轻轻上推眉毛的情况下（解除赘皮的影响），用探针寻找满意的重睑线位置。C. 在上推眉毛的情况下，标记出重睑线，距离上睑缘距离为 a，其为重睑线的下方切口线。D. 再于自然的状态（松开上推皮肤的手指后的状态）下在上睑缘测出 a 的距离并标记，其为重睑线的上方切口线，上、下切口线之间为多余的皮肤

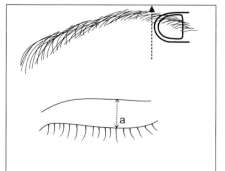
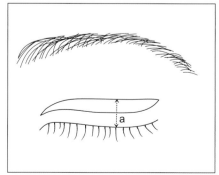

A

B

C

D

补充 **重睑外形的分类**

按内眼角处的重睑位置可将重睑外形分为内折型及外折型。

内折型重睑是指在内眦的一侧重睑线起点藏于睑缘内侧，重睑线在睑缘的某处露出来后，向尾侧重睑幅度逐渐变宽，眼尾为平扇形的重睑（图1-1-6）。在内眦赘皮明显时，若不去除内眦赘皮，建议行内折型重睑，以防内眦处重睑线变浅或消失。

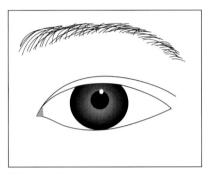

图1-1-6 内折型重睑

外折型重睑是指在内眦的一侧即可看到重睑线的起点的重睑。其眼尾可分为平扇形、平行形及新月形（图1-1-7）。其中平扇形眼尾术后形态自然，适合大多数人。当外眼角高时，则适合做平行形和新月形眼尾。

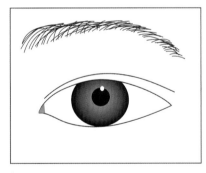

A

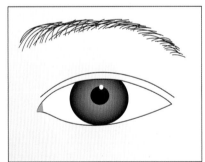

B

图1-1-7 外折型重睑，其眼尾形态可进一步分为平扇形、平行形及新月形。A.平扇形眼尾的重睑。B.平行形眼尾的重睑。C.新月形眼尾的重睑

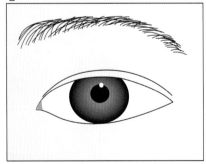

C

2. 手术步骤

（1）**皮肤切开**：局麻后沿设计好的重睑切口线切开皮肤及眼轮匝肌，如需切除多余的皮肤，则一并切除多余的皮肤和部分眼轮匝肌（图1-1-8）。可根据切口上、下唇的皮肤组织厚度，于需补充组织厚度的一侧保留一定宽度的眼轮匝肌。

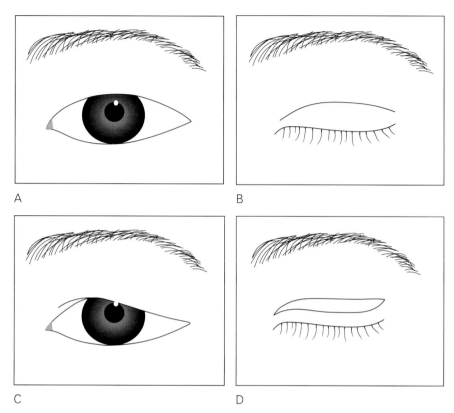

A

B

C

D

图 1-1-8 A.无内眦赘皮的重睑。B.技术前设计切开重睑线，可不切除多余的皮肤。
C.存在内眦赘皮的重睑。D.技术前设计需切除冗余的皮肤

（2）**暴露眶隔及上睑提肌腱膜**：保留切口上唇的眼轮匝肌，根据情况可少量去除睑板前肥厚的眼轮匝肌，保留眼轮匝肌下的毛细血管网和近皮的上睑静脉丛，显露眶隔及上睑提肌腱膜（图1-1-9）。用镊子夹持睑板前组织，嘱患者睁眼，夹持的组织如向上收缩即为上睑提肌腱膜。

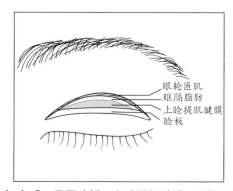

眼轮匝肌
眶隔脂肪
上睑提肌腱膜
睑板

图 1-1-9 显露睑板、上睑提肌腱膜、眶隔脂肪

睑板前眼轮匝肌保留与否？

早期，全切法重睑术去除睑板前肌肉、筋膜较多，睑板前组织修剪平整，增加皮肤和睑板前组织贴附的同时也会破坏眼轮匝肌及真皮层毛细血管网、上睑的表浅静脉系统、眼轮匝肌前及睑板前淋巴管丛，术后眼睑水肿时间长。切口上、下唇组织量的差异使重睑上下形成台阶式凹陷，外形不够自然。

术中尽可能保留皮肤-眼轮匝肌复合体，可保证切口下缘组织的完整性，使组织平整。因保留了睑板前眼轮匝肌，无重睑线处瘢痕凹陷，术后恢复较快，水肿不明显，重睑下唇的形态饱满，让睁眼、闭眼时上睑重睑线以下的皮肤有一定的移动性，更符合天然重睑的特点。根据术中情况，如有必要去除睑板前眼轮匝肌，可予以必要的少量去除，应减少上睑毛细血管网、静脉回流系统及淋巴管丛破坏，以利于术后恢复。

（3）眶隔脂肪的处理：轻压眼球，使眶隔脂肪突出以利于辨认。水平打开眶隔，暴露并松解眶隔脂肪。可根据患者的情况选择眶隔脂肪的处理方法。

对于肿眼泡明显、眶隔脂肪臃肿的患者，嘱患者睁眼，仍疝出在创面外的眶隔脂肪便是要去除的脂肪，多位于上睑外侧，用蚊式血管钳钳夹住多余的脂肪并去除（图1-1-10），去除眶隔脂肪后，电凝灼烧脂肪的残端以防出血。

对于上睑凹陷的患者，可打开眶隔膜，充分释放眶隔脂肪后将其平铺于上睑凹陷的位置，以恢复上睑饱满度；也可采用脂肪填充的方式对上睑凹陷部位进行填充。

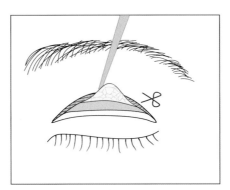

图1-1-10　去除多余的眶隔脂肪

泪腺脱垂的处理

泪腺位于前眶缘深面的上外侧，部分患者脱出至上睑眶隔后方，仅表现为上睑臃肿而无其他不适，腺体呈淡粉色，质韧，易与眶隔脂肪团部相混，而误被切除；因此对伴有泪腺脱垂患者，在去除眶脂后，可用缝线将泪腺固定于外上眶缘骨膜上使其复位于泪腺窝。

（4）深层固定与浅层固定：用缝线在上睑提肌腱膜（睑板）与重睑线下唇眼轮匝肌之间间断缝合固定3~5针，嘱患者睁眼观察其形态，以睫毛轻微上翘为宜，如对宽度、弧度和对称度均满意，可将线结理于深面。上睑提肌腱膜与眼轮匝肌直接缝合固定（图1-1-11），将肌肉作为固定媒介的优点是其体积大，可以提供较大的接触面积，使缝合更加牢固，减小术后缝线脱落的概率，并可形成永久、牢固的瘢痕固定。

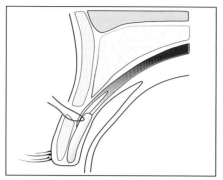

图 1-1-11 将上睑提肌腱膜与切口下唇眼轮匝肌缝合固定

补充

1. 深层固定

深层固定的位置越靠近上方，重睑线越深。要做出深度适中的重睑，需要在下唇皮肤被适度牵引（存在适度张力）的状态下，选择睑板上与其高度相同的一处位置进行固定，以使睫毛轻微外翻。由于内眦侧皮肤对重睑抗力较大及内侧的睑板高度相对较窄，易导致内侧重睑线变浅或消失，在行深层固定时，为得到较深的重睑线，需行睑板及其上方上睑提肌腱膜的双重固定（图1-1-12），将线结系于睑板上。

2. 浅层固定

浅层固定于眼轮匝肌处，为接近皮肤处的眼轮匝肌；如果眼轮匝肌距离皮肤较远，则重睑的宽度不固定。

3. 深层固定与浅层固定的缝合角度

内侧的眼轮匝肌要固定在位置更靠内侧的上睑提肌腱膜（睑板）上，外侧的眼轮匝肌要固定在位置更靠外的上睑提肌腱膜（睑板）上。固定方向呈放射状，其缘由为上睑的运动并非为上下垂直运动，上睑提肌呈倒置的扇形，肌肉收缩的力量指向扇形顶点，固定时要使上睑提肌牵拉睑板的力及睑板带动下唇皮肤的力的合力方向指向为上方（图1-1-13）。否则，易于内外侧重睑皮肤处形成褶皱。

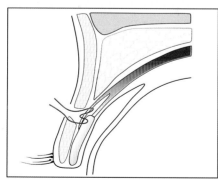

图 1-1-12 深层固定时可行睑板及其上方提肌腱膜的双重固定，以得到较深的重睑线

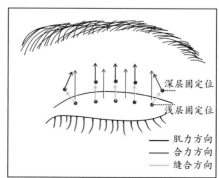

图 1-1-13 深层固定与浅层固定的缝合角度

（5）**缝合关闭切口**：缝合切口下唇皮肤–上睑切口下唇眼轮匝肌–上睑提肌腱膜–睑板–眶隔–切口上唇眼轮匝肌–切口上唇皮肤（图1-1-14）。

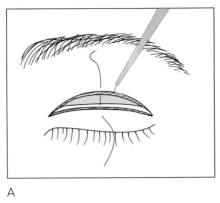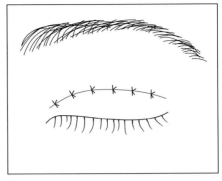

A　　　　　　　　　　　　　　　　B

图 1-1-14　A、B.切口缝合

埋线重睑

埋线重睑手术设计与切开重睑相同，无法切除多余的皮肤。

埋线重睑将上睑的皮肤与上睑提肌腱膜或睑板建立连接以形成重睑外观，其操作简单，无明显瘢痕，损伤较小，恢复快，尤为适用于上睑皮肤薄、皮肤松弛不明显的情况。其弊端是适应证有限，对眼睛自身条件有要求，重睑线更易消失，可因线结刺激而产生囊肿、结节肉芽肿。

1. 连续埋线法（图1-1-15）

（1）在预先设计的重睑线上，以5~6mm为间距打6个孔。

（2）用双头针于重睑线处深浅交替进针，深层缝合至上睑提肌腱膜（睑板），浅层缝合至眼轮匝肌，缝合打结。

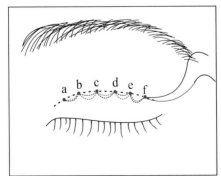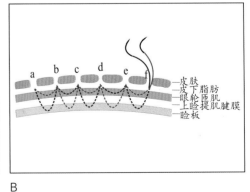

A　　　　　　　　　　　　　　　　B

图 1-1-15　A、B.连续埋线法示意图

2. 间断埋线法（图1-1-16）

（1）按预先设计的重睑线，在皮肤上以5~6mm为间距打6个孔。

（2）用双头尼龙针通过第一个孔穿过上睑提肌腱膜（睑板），并于第二个孔穿出；第二针也通过第一个孔穿过眼轮匝肌层，并于第二个孔穿出，缝合打结。其余处按此方法缝挂。

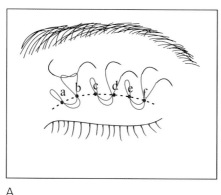
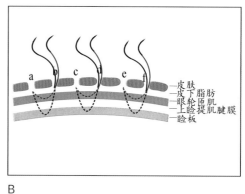

A   B

图1-1-16 A、B.间断埋线法示意图

部分切开重睑

部分切开重睑综合了全切重睑和埋线重睑的优缺点，可减少切口、降低创伤，但同样如埋线重睑，部分切开重睑无法去除多余皮肤。

1. 三点切开法（图1-1-17）

（1）于重睑线内外眦及中央设计3处大小3~5mm的小切口。

（2）切开皮肤后用眼科剪向睫毛方向进行潜行分离，通过皮下隧道适当去除部分睑板前眼轮匝肌（注意避免去除重睑线上方的眼轮匝肌）。

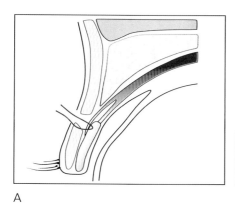
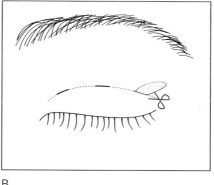

A   B

图1-1-17 三点切开法。A.通过小切口将切口下唇眼轮匝肌固定于睑板。B.可通过外侧小切口去除上睑外侧臃肿的眶隔脂肪

（3）暴露上睑提肌腱膜（睑板）后，将其缝挂于切口下唇眼轮匝肌层。

（4）对于上睑臃肿、眶隔脂肪量较多者，可于中外侧切口打开眶隔，去除疝出的脂肪团。

2. 中央切开法

于重睑中央设计约15mm长的切口。手术方法同全切重睑，由于受切口长度的限制，中央切开法较适合于新月形眼尾重睑（图1-1-18）。

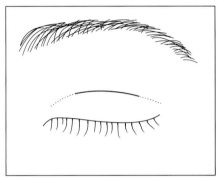

图 1-1-18 中央切开法

第二章　内眦赘皮矫正术

内眦赘皮为内眦角前方一条半月形的皮肤皱襞，多见于东方民族，在亚洲人群中最为常见，又称蒙古皱襞，主要表现为内眦部纵向的皮肤褶皱将正常的内眦角及泪阜部分或全部遮盖（图1-2-1），直观看起来睑裂长度缩小，内眦间距增宽。内眦赘皮的存在不仅仅影响容貌和外观，严重时甚至还可以影响视物，影响生活。

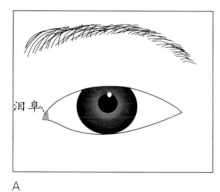 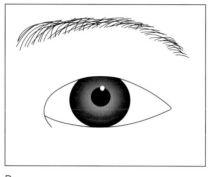 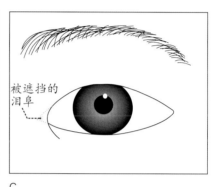

A   B   C

图1-2-1　内眦赘皮。A. 正常内眦。B. 内眦赘皮。C. 内眦赘皮，被遮挡的泪阜

一　矫正方法

内眦赘皮的成因为：内眦部的皮肤分布不均，水平方向过剩而垂直方向过少；内眦赘皮深层及内眦赘皮皱褶内的眼轮匝肌及纤维组织过多、错位及错构，形成异常的张力。

眶隔部眼轮匝肌起点交错

宋建星等学者在解剖研究中指出，眼轮匝肌在内眦起点处相互交错是形成各型内眦赘皮的主要原因。其研究显示：上、下睑眼轮匝肌相互无交叉时，则形成**无内眦赘皮**（图1-2-2）；上睑眼轮匝肌浅头起点交错在内眦韧带下方，并部分覆盖下睑眼轮匝肌浅头起始点时，即形成**上睑型内眦赘皮**（图1-2-3）；上、下睑的眼轮匝肌交叉错位并遮盖眼轮匝肌深头起点时，则形成**内眦型内眦赘皮**（图1-2-4）；下睑眼轮匝肌浅头起点交错于内眦韧带上方并覆盖部分上睑眼轮匝肌浅头起点时，即形成**下睑型内眦赘皮**（图1-2-5）。所以对内眦赘皮的矫正，不应仅剪除"多余"的皮肤或仅将内眦处的皮肤重新分布，还应充分游离皮肤与眼轮匝肌的粘连，并剪除内眦处的部分或全部错位、错构、走行方向异常的睑部眼轮匝肌，再将皮肤重新分布。

补充 内眦赘皮的分型及分度

1. 内眦赘皮的分型

无内眦赘皮时：眼轮匝肌为环形，只有一个起止处，均为内眦韧带。上睑部眼轮匝肌起于内眦韧带中上部浅层肌上缘，分布于上睑各部位，绕经外眦后为下睑部眼轮匝肌，止于内眦韧带中下部浅层肌下缘（图1-2-2）。

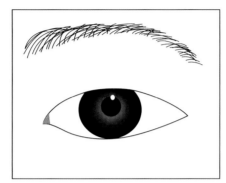
　　　　　　　　　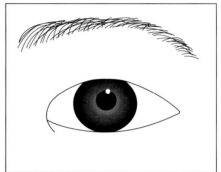

图1-2-2　无内眦赘皮　　　　　　**图1-2-3**　上睑型（正向型）内眦赘皮

有内眦赘皮时，分型如下。

上睑型（睑板型、正向型）：内眦赘皮起自上睑睑板区，向下延伸至内眦部逐渐消失。有1/3~2/3的上睑眼轮匝肌纤维"跨越"内眦韧带中部，起于内眦韧带下方浅层，表面附着皮肤随内眦部上睑眼轮匝肌走行而形成向下伸展的上睑型内眦赘皮。

内眦型（睑型）：内眦赘皮起自上睑睑板以上，向下经内眦延伸至眶下缘处。有1/4~1/3的内眦上、下睑眼轮匝肌浅层肌纤维相互交叉融合、横跨内眦韧带，呈"桥状"，表面附着皮肤随跨越于内眦韧带之上的上、下睑眼轮匝肌走行而形成平行的内眦型内眦赘皮（图1-2-4）。

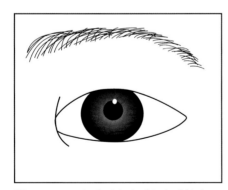
　　　　　　　　　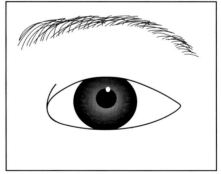

图1-2-4　内眦型（睑型）内眦赘皮　　**图1-2-5**　下睑型（倒向型）内眦赘皮

下睑型（倒向型）：倒向型内眦赘皮起自下睑，向上延伸至稍高于内眦的弧形皮肤褶皱。有1/3~2/3的下睑眼轮匝肌纤维"跨越"内眦韧带中部，起于内眦韧带上方浅层，表面附着皮肤随内眦部下睑眼轮匝肌走行而形成向上伸展的下睑型内眦赘皮（图1-2-5）。

2. 内眦赘皮的分度

轻度：内眦赘皮宽1~1.5mm，遮盖1/3以下泪阜。

中度：内眦赘皮宽1.5~2.5mm，遮盖约1/2泪阜。

重度：内眦赘皮宽度大于2.5mm，遮盖2/3以上泪阜。

二　手术方法

内眦赘皮矫正的术式随着人们对解剖学成因的理解及对美的要求的提高而不断发展，如何在矫正内眦赘皮的同时让瘢痕更加隐蔽成为该术式的重点。而隐蔽瘢痕的方法主要有两种：①通过皮瓣转移、皮下松解、减张缝合等来减小皮肤张力。②尽量将切口藏于生理沟壑中。传统的五瓣法、Mustared法、Y-W法对部分重度内眦赘皮仍有较大应用价值，可以明显改善外观，但瘢痕明显，现在已较少应用。目前国内主要以Y-V法、Park-Z成形术、倒L法（皮瓣重铺法）的应用为主。

Y-V法

1. 手术设计（图1-2-6）

设定泪阜内侧2mm处为D点（原内眦点），其在内眦皮肤上的投影点为A点（新内眦点），自D点斜向下平行下睑缘下1.0mm处向外侧延长至B点，自D点向上睑缘设计弧形线，与重睑延长线相交于C点，延长线长度不超过10mm。

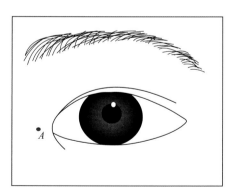 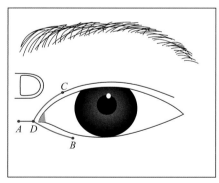

A

B

图1-2-6　A、B.Y-V法的手术设计

2. 手术步骤（图1-2-7）

（1）依次切开AD、BD、CD的皮肤全层。

（2）充分松解皮肤与眼轮匝肌间的粘连，剪断眼轮匝肌浅头在内眦部分的错构附着部分，离断纵向的眼轮匝肌肌束，显露内眦韧带。

（3）将内眦韧带折叠缝合或将其缝合于鼻侧筋膜。

（4）D点与A点重合，修剪AB、AC切口外侧猫耳，无张力缝合内眦皮肤切口。

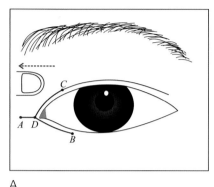 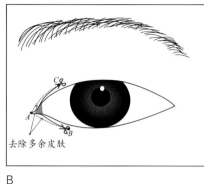 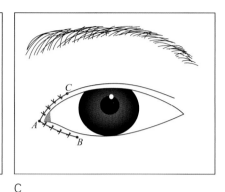

A　　　　　　　　　　　B　　　　　　　　　　　C

图1-2-7　A. 按设计线切开皮肤。B. 将D点缝合至A点，修剪多余的皮肤。C. 缝合皮肤

Park-Z成形术

1. 手术设计（图1-2-8）

在睁眼状态下，将泪阜最内侧点在内眦赘皮表面的投影标记为A点，内眦赘皮与下睑的交点标记为B点，患者平视时内眦赘皮游离缘向上与重睑切口线的交点定为E点，由A点向鼻侧画一条水平线与上睑缘平行的重睑线内侧延长线的交点定为C点，向对侧牵拉内眦皮肤后显露内眦，将泪阜最内侧点内侧2mm处定为D点，使AB=AC=BD。A点与D点是相应重合的。△EAC为EABD皮瓣转移后需要切除的三角瓣。

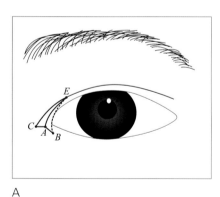 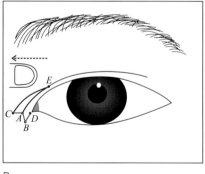 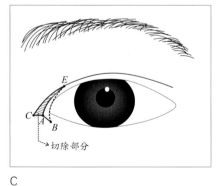

A　　　　　　　　　　　B　　　　　　　　　　　C

图1-2-8　A~C. Park-Z成形术的手术设计

2. 手术步骤（图1-2-9）

（1）沿设计线切开EC、CA、AE、AB和BD，去除EAC皮肤组织。

（2）充分松解皮肤与眼轮匝肌间的粘连，剪断眼轮匝肌浅头在内眦部分的错构附着部分，离断纵行的眼轮匝肌肌束，显露内眦韧带。

（3）将内眦韧带折叠缝合，或将其缝合于鼻侧筋膜。

（4）将皮瓣$EABD$掀起，向内侧转移覆盖到EAC缺损区。间断缝合切口，缝合后形成不对称的Z形切口缝合线。

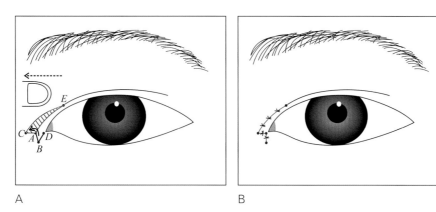

A   B

图 1-2-9 A.按设计线切开皮肤，去除EAC皮肤组织。B.将皮瓣$EABD$掀起，向内侧转移覆盖到EAC缺损区，然后间断缝合切口

倒L法（皮瓣重铺法）

1. 手术设计（图1-2-10）

将赘皮向鼻侧牵拉，泪阜内侧2mm的内眦皮肤处定为原内眦C点，不牵拉皮肤时，C点在赘皮表面的投影点定为新内眦A点，B点位于重睑线在内眦部的隐形皱襞上，A、B两点的连线呈一定角度，D点位于下睑缘下1mm处，长度根据术中"猫耳"情况可适当调整，A、B、C、D点组成倒L形。

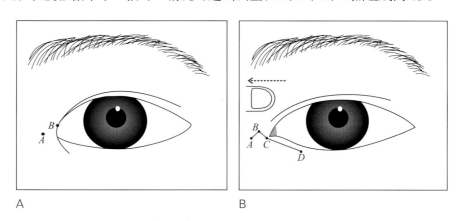

A   B

图 1-2-10 A、B.倒L法的手术设计

2. 手术步骤（图1-2-11）

（1）由A点至D点切开皮肤。

（2）充分松解皮肤与眼轮匝肌间的粘连，剪断眼轮匝肌浅头在内眦部分的错构附着部分，离断纵行的眼轮匝肌肌束，显露内眦韧带。

（3）将内眦韧带折叠缝合，或将其缝合于鼻侧筋膜。

（4）将A点与C点缝合，形成新内眦角。新内眦角上方由于切口向上回缩，常不需要修整；新内眦角下方切口形成一明显的"猫耳"畸形时，修剪"猫耳"后缝合。

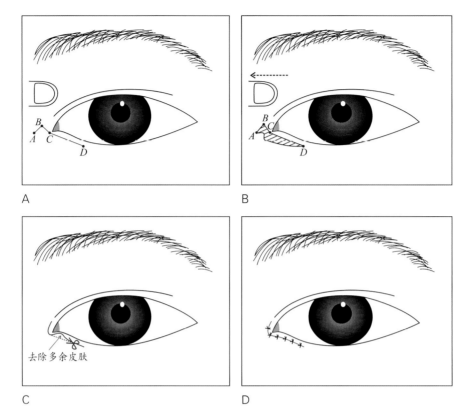

A   B

C   D

图1-2-11　A、B. 按设计线切开皮肤。C. 将 *C* 点缝合至 *A* 点,将多余的皮肤切除。
D. 缝合皮肤

补充

（1）内眦韧带是眼轮匝肌的密集附着处,当内眦韧带折叠缩短后势必会造成眼轮匝肌强有力的拉伸收紧,长期反向牵拉是造成内眦赘皮复发的原因之一。术中离断部分附着于内眦韧带的眼轮匝肌,能够减小因缩短内眦韧带造成的眼轮匝肌收缩力,可以稳固新内眦点的位置,降低复发风险。

（2）有学者认为,内眦切口与重睑切口相连接会导致重睑线切口的张力传递至内眦切口,可能使术后的瘢痕增生更为严重,因此内眦赘皮手术时内眦切口与重睑切口可不形成连接。

上睑下垂矫正术

第三章

正常人在自然睁眼平视时，上睑缘位于瞳孔上缘与角膜上缘之间的中点水平。当睁眼时，上睑高度遮挡过多的角膜时，称为上睑下垂。上睑下垂按遮挡角膜的程度分为轻、中、重3度（图1-3-1）。

排除额肌作用后，上睑缘遮盖角膜上缘>2mm即可诊断为上睑下垂。

轻度下垂：遮盖≤4mm，下垂量<2mm，上睑缘位于瞳孔上缘。

中度下垂：遮盖≤6mm，下垂量3~4mm，上睑缘遮盖瞳孔上1/3。

重度下垂：遮盖>6mm，下垂量>4mm，上睑缘遮盖至瞳孔中央。

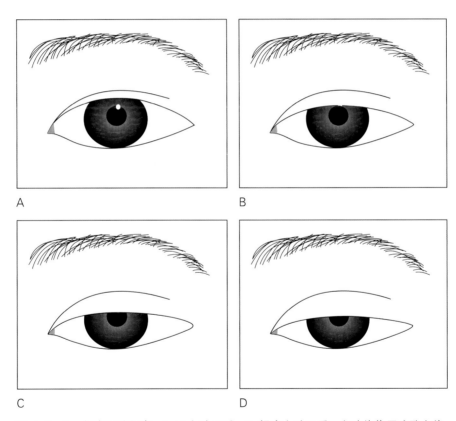

A

B

C

D

图1-3-1 上睑下垂程度。A.无上睑下垂。B.轻度上睑下垂，上睑缘位于瞳孔上缘。C.中度上睑下垂，上睑缘遮盖瞳孔上1/3。D.重度上睑下垂，上睑缘位于瞳孔中央

一 矫正方法

先天性上睑下垂是一种常染色体遗传疾病，以手术矫正为主，手术时机和手术方式需结合患者的

年龄、上睑下垂的程度、上睑提肌功能、患者的配合程度进行选择。

上睑提肌肌力测试方法：用拇指于眶上压住眉毛（以摒除额肌的力量），先令患者向下注视，再嘱患者尽量向上看，上睑缘从下向上提高的幅度即为上睑提肌肌力。上睑提肌肌力是选择手术方案的重要指标，上睑提肌肌力分为3级：0~3.0mm为弱，4.0~7.0mm为中等，8.0~10.0mm为良好。一般认为，正常人上睑提肌肌力在无额肌参与下为13~16mm，有额肌参与可达16~19mm。如果肌力为良好，可选用上睑提肌折叠术；如果肌力为中等，可选用上睑提肌缩短术；如果肌肉力量弱或完全缺失，可选用额肌瓣悬吊术、联合鞘筋膜（CFS）悬吊术。

补充

1. 赫林定律

其最早是指双侧眼外肌获得等量的神经冲动，即双眼的动作一定是相等和对称的，任何起自中枢神经系统使眼球转动的神经冲动，一定同时、等量地抵达双眼。这个定律不只适用于双眼的眼外肌，同时适用于上睑提肌。因为赫林定律的存在，在行双侧上睑下垂矫正术时要考虑矫正的顺序，应先做下垂较重的一侧，后做下垂较轻的一侧；在行单侧上睑下垂矫正术时可以以对侧睑缘高度偏低的位置为标准，以免矫正过度。

其检测方法有3种：第一种为提升法，即人工上提下垂眼睑缘到正常位置（15s以上），看对侧眼是否会出现反应性下垂现象（因提升该眼睑，大脑传递的神经冲动会减弱，对侧的神经冲动同时减弱，这样对侧眼就会下降到本来真正的位置）；第二种方法为遮盖法，遮盖下垂眼（15s以上），观察对侧眼变化；第三种方法为去氧肾上腺素试验，通过对下垂眼滴兴奋米勒肌中的 α_1 肾上腺素受体收缩上睑提肌（约10min），再观察对侧眼的变化情况。

2. 轻度至中度上睑下垂

患者较少产生视力障碍，可暂时观察，在患儿年龄增长至可配合局麻，并能耐受术后眼睑闭合不全及相关治疗后，再进行手术矫正，建议患儿3~5岁时再行矫正。

3. 重度上睑下垂

因瞳孔上1/2被遮盖，需仰头视物，而上睑提肌肌力不会随着儿童的生长发育而增加，即上睑下垂不会随着年龄的增长而改善，该类患儿一旦确诊应尽早进行手术治疗。

4. 下颌瞬目综合征

表现为：当张口和下颌向左、右活动时，睑裂发生不同的变化，上睑提起，睑裂开大甚至超过健眼；闭口时，上睑又恢复至下垂位置。咀嚼时，眼睑随下颌的咀嚼运动不停地瞬目。其病因为支配上睑提肌的动眼神经和支配翼部肌肉的三叉神经之间有异常联系，故手术时应首先彻底去除异常神经支配的上睑提肌，再通过额肌悬吊术来提升上睑。

5. 小睑裂综合征

属于重度上睑下垂，可于患儿2岁左右进行手术；手术可分两期进行，先行内外眦成形，6~12个月后再行上睑下垂矫正手术。

6. 后天性上睑下垂

以腱膜性上睑下垂最为多见，为各种原因引起的上睑提肌腱膜损伤而造成的上睑下垂。轻度时可选择上睑提肌折叠术矫正，中度时可选择上睑提肌折叠术或缩短术矫正，重度时可选择上睑提肌缩短术矫正。

二　手术方法

上睑提肌折叠术

手术步骤（图1-3-2）

（1）暴露睑板：按重睑设计线切开皮肤，分离皮下组织及眼轮匝肌，暴露睑板。

（2）暴露上睑提肌腱膜：用睑板拉钩掀起眼轮匝肌可见下垂的眶隔，剪开眶隔前壁，在眶隔脂肪深面的疏松层分离，暴露上睑提肌腱膜眶隔面。

（3）折叠上睑提肌腱膜：将上睑提肌腱膜前徙至睑板对应位置，做3~5组褥式缝合，以活结固定于睑板上缘1/3处，调整睑缘高度，可矫枉过正约1mm。嘱患者坐起，向前平视，观察睑裂高度、上睑弧度及双眼对称情况。调整满意后缝合打结。

（4）去除多余脂肪组织：去除眶隔内多余的脂肪组织。

（5）缝合：皮内缝合固定下唇眼轮匝肌-睑板-折叠的上睑提肌腱膜，再将眶隔脂肪下拉固定至切口处，以防止切口上方组织形成粘连，皮外全层缝合皮肤。

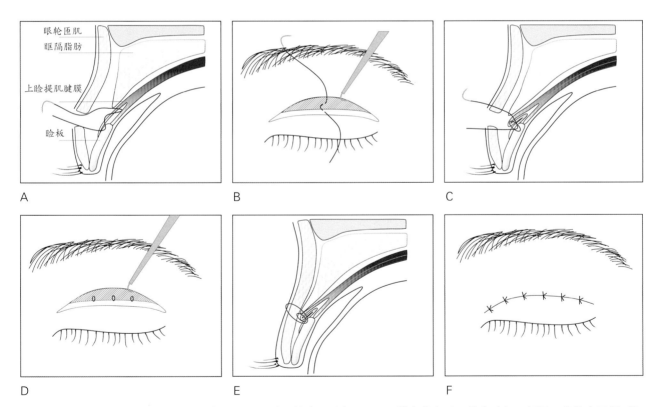

图1-3-2　上睑提肌折叠术。A、B.将上睑提肌跨越缝合至睑板。C、D.缝合收紧后，将上睑提肌折叠，使其力量得到加强。E、F.缝合皮肤

上睑提肌缩短术

手术步骤（图1-3-3）

（1）暴露睑板：按重睑设计线切开皮肤，分离皮下组织及眼轮匝肌，暴露睑板。

（2）分离上睑提肌瓣：用睑板拉钩掀起眼轮匝肌可见下垂的眶隔，剪开眶隔前壁，在眶隔脂肪深面的疏松层进行分离，暴露上睑提肌腱膜的眶隔面。翻转上睑，在穹隆部结膜下注入麻药使结膜隆起。翻回上睑，于睑板上缘分离出上睑提肌腱膜/米勒肌复合体，于上睑提肌/米勒肌复合体与结膜之间向上分离，上睑提肌向上分离的量取决于上睑提肌的肌力。在上睑提肌腱膜内、外侧用剪刀向上朝上睑提肌方向剪开，即切开上睑提肌内、外侧角，形成上睑提肌瓣。

注：翻转上睑注射局麻药的目的是为了防止针刺入眼球，局麻药肿胀后易于分离，局麻药中应避免加入肾上腺素，因米勒肌为交感神经控制，肾上腺素兴奋米勒肌会加强睁眼效果，影响手术判断。

（3）缩短上睑提肌：向下牵拉上睑提肌瓣，在睑板对应位置做3~5组褥式缝合，以活结固定于睑板上缘1/3处，调整睑缘高度，可矫枉过正约1mm，嘱患者坐起，向前平视，观察睑裂高度、上睑弧度及双眼对称情况。调整满意后缝合，切除多余的上睑提肌。

（4）去除多余脂肪组织：去除眶隔内多余的脂肪组织。

（5）皮内缝合固定下唇眼轮匝肌–睑板–上睑提肌/米勒肌复合体，将眶隔脂肪下拉固定至切口处，皮外全层缝合皮肤。

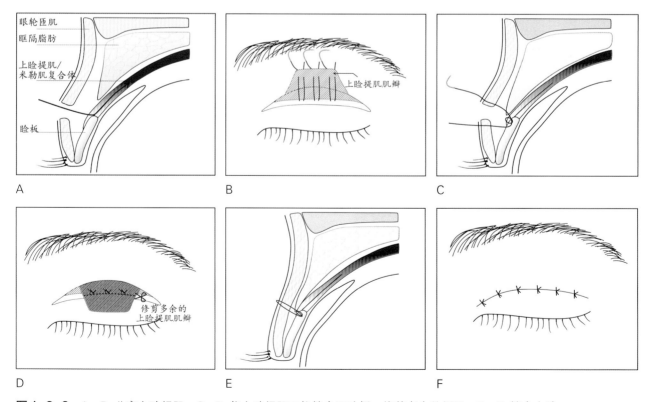

图1-3-3　A、B.分离上睑提肌。C、D.将上睑提肌下拉缝合至睑板，修剪多余的提肌。E、F.缝合皮肤

一般情况下，可遵循每矫正1mm的下垂量需缩短4~6mm上睑提肌的原则。上睑提肌肌力越弱，需切除的量越多。如肌力8mm以上者，以4mm计算。肌力5~7mm者，以5mm计算。肌力4mm者，以6mm计算。肌力小于4mm者，不以此方法修复。

额肌瓣悬吊术

手术步骤（图1-3-4）

（1）暴露睑板：局麻后，按重睑设计线切开皮肤，分离皮下组织及眼轮匝肌，暴露睑板。

（2）去除眶隔内多余的脂肪。

（3）分离额肌：于眼轮匝肌下层与眶隔表面间，向上方分离腔隙至眶下缘。穿过眼轮匝肌向皮肤方向剥离至额肌浅面，向发际线方向分离额肌，至眉上缘1~1.5cm处，同时将额肌深面剥离，将分离的额肌分别从外侧、内侧由下向上切开制成额肌瓣，宽约2cm。

注：眉区剥离时不宜过浅，以免造成毛囊损伤，导致秃眉。

（4）固定额肌瓣：向下牵拉额肌瓣，在睑板对应位置做3~5组褥式缝合，以活结固定于睑板上缘1/3处，调整睑缘高度，可矫枉过正约1mm，嘱患者坐起，向前平视，观察睑裂高度、上睑弧度及双眼对称情况。调整满意后缝合，切除多余的额肌。

（5）皮内缝合固定下唇眼轮匝肌-睑板-额肌瓣，皮外全层缝合皮肤。

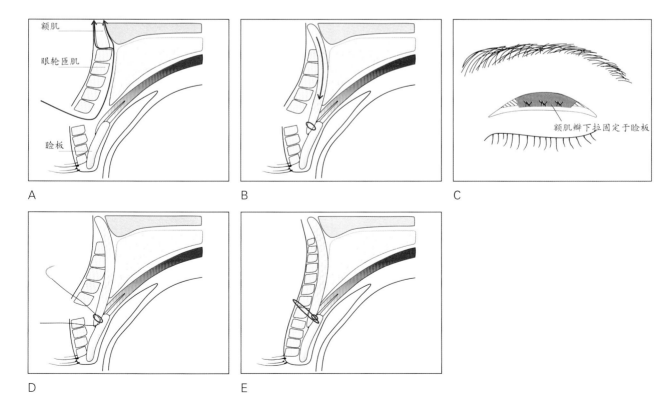

A　　　　　　　　　　B　　　　　　　　　　C

D　　　　　　　　　　E

图1-3-4 额肌悬吊。A.分离额肌。B、C.将额肌瓣下拉固定于睑板。D.皮下缝合固定。E.缝合皮肤

补充

　　有学者认为额肌悬吊后上睑提升方向为非生理性的，提出可于上睑提肌腱膜后行额肌瓣悬吊术，可改变上睑提升方向接近生理状况（图1-3-5）。

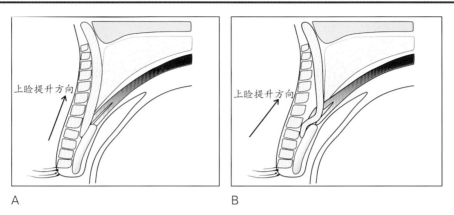

图1-3-5　A.上睑提肌腱膜前额肌悬吊。B.上睑提肌腱膜后额肌悬吊

联合鞘筋膜（CFS）悬吊术/上穹隆Check韧带悬吊术

手术步骤（图1-3-6）

　　（1）暴露睑板：设计重睑切口，切开皮肤，分离皮下组织及眼轮匝肌，暴露睑板。

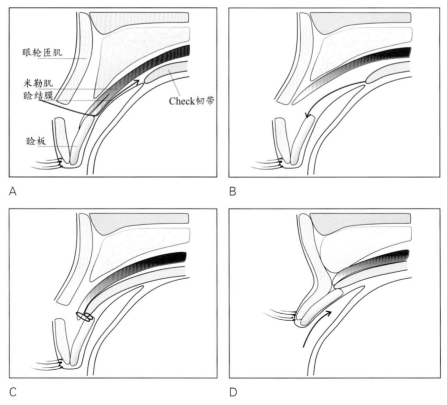

图1-3-6　A.于米勒肌和结膜间分离找到Check韧带。B.将Check韧带缝挂至睑板。C.复位上睑提肌腱膜/米勒肌复合体。D.矫正后

（2）暴露CFS：翻转上睑，在穹隆部结膜下与米勒肌之间注入麻药使结膜隆起，在睑板上缘，离断腱膜和米勒肌，保留结膜的完整性，沿结膜和米勒肌进行锐性分离超过穹隆部分，直至显露出增厚的带有白色金属反光的CFS组织。

（3）固定CFS：向下牵拉CFS，在睑板对应位置做3~5组褥式缝合，以活结固定于睑板上缘1/3处，调整睑缘高度，可矫枉过正约1mm，嘱患者坐起，向前平视，观察睑裂高度、上睑弧度及双眼对称情况。调整满意后缝合，去除多余的腱膜和米勒肌复合体，缝合复位上睑提肌腱膜和米勒肌复合体

（4）去除眶隔内多余的脂肪。

（5）皮内缝合固定下唇眼轮匝肌–睑板–CFS–米勒肌/上睑提肌腱膜，将眶隔脂肪下拉固定至切口处，全层缝合皮肤。

注：Check韧带由动眼神经支配，在睁眼、闭眼时眼睑的原本生物力学矢量方向未发生改变，有效地避免受面神经支配的额肌瓣悬吊组引起的双眼协同性紊乱。

补充　上睑迟滞的概念

手术眼的灵活度低于对侧正常眼，这一现象几乎出现于所有患者中，根据肌力不同及个体差异，每个人出现迟滞现象的严重程度不同，轻度的迟滞通常不易被人察觉。正常人当眼球下转时，上睑随着眼球下转而下落。上睑迟滞是指当眼球下转时上睑不能随之下落。其原因可能是肌肉或限制韧带过紧。

第四章　悬眉术

　　人到中年时，开始出现眉下垂、上睑皮肤松弛、鱼尾纹等情况，随着年龄的增长，上睑皮肤松弛加重，形成"三角眼"，加重了面部的老态。因此，解决上睑皮肤松弛、鱼尾纹等眶周老化的悬眉手术已成为最常见的整形美容手术之一。

一　矫正方法

　　当上睑皮肤松弛时，松弛的皮肤会下垂遮挡部分上睑缘，眉下切口悬眉术是通过切除眉下方多余的皮肤并缝合固定来改善上睑皮肤松弛下垂的。

　　注：眉上切口悬眉术后形成的瘢痕较眉下切口悬眉术的重，目前以眉下切口的术式较为常用。

二　手术方法

1. 手术设计

　　将手指放于眉峰下方，将皮肤向上轻推至呈现出理想的眼外形（睫毛略微上翘），可大致模拟出悬眉后的外观（图1-4-1），记录此时上推皮肤的距离，此为需要切除的皮肤最大宽度（一般去除皮肤宽度勿超过15mm，并保留上睑宽度至少25mm）。于眉下缘设计上方切口线，于眉峰处根据之前测量的最大宽度设计切口线下限点，连接眉头与眉尾即为下方切口线，以形成"柳叶形"的切口。

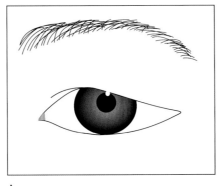
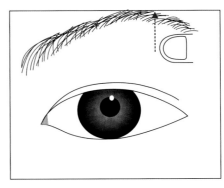

A

B

图1-4-1　A. 患者上睑皮肤下垂。B. 将上睑皮肤向上轻推，以皮肤下垂可以矫正而不紧绷、闭眼不费力为准，模拟出悬眉术后的大致外形

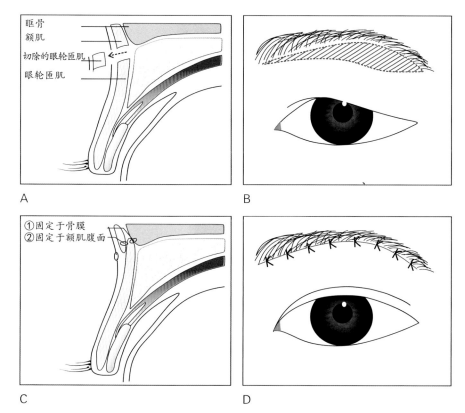

2. 手术步骤（图1-4-2）

（1）去除多余的皮肤：沿切口线切除标记范围内的皮肤、皮下组织及眼轮匝肌。

注：眉毛下缘切口应向下偏斜，与眉毛方向平行，以免损伤毛囊。

（2）固定悬吊眼轮匝肌：将切口下缘的眼轮匝肌悬吊固定于眶上缘骨膜或额肌腹面，使眼轮匝肌瓣向外上方提升。

（3）缝合：待观察到重睑皱襞弧度流畅后，缝合皮内及皮肤。

图1-4-2 A、B.根据标记的手术切口，切除皮肤和眼轮匝肌。C、D.将切口下方的眼轮匝肌断端缝合固定于眶上缘骨膜或额肌腹面，切口下方皮肤缝合于眉下缘

补充

1. 眼睑臃肿

对于眼睑臃肿的患者，可视情况去除部分眶隔脂肪。在眼轮匝肌深面向睑缘方向潜行分离，打开眶隔，视情况去除部分眶隔脂肪。

2. 眉脂肪垫下垂

在眉内侧2/3，有自皮肤向深面发出的固定到眉嵴处的垂直纤维，称为眉毛支持韧带。该韧带在外侧1/3阙如，在重力作用下，外侧1/3眉脂肪垫可通过此间隙下垂，造成部分年老者的眉下垂和眼外上方臃肿，出现典型的"三角眼"。对于眉脂肪垫下垂的患者，可将眉脂肪垫上推至眶上缘10mm处，固定于眶上缘骨膜上。

第五章 | 眼袋祛除术

随着年龄的增长，面部皮肤组织逐渐老化，下眼睑可表现为生理性松弛、下垂、膨大等，下睑部组织臃肿并呈袋状垂挂，俗称为"眼袋"，是一种典型的人体衰老体征。

一 矫正方法

眼袋处由内向外主要有脂肪、包裹脂肪的眶隔、眶隔之外的眼轮匝肌以及皮肤。随着年龄的增长，眶隔、眼轮匝肌以及皮肤逐渐松弛，对眶隔内脂肪的束缚也逐渐降低，导致脂肪膨出，在皮肤上形成袋状外观（图1-5-1）。而手术则需要从加强皮肤的束缚、肌肉的束缚、眶隔的束缚以及缩减或转移脂肪的量着手。

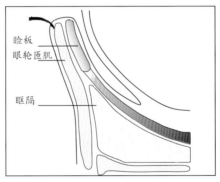

图1-5-1 眼袋示意图

二 手术方法

眼袋手术以切口的位置分类，可分为外路手术及内路手术。外路眼袋术是指在睫毛下缘皮肤表面做切口的手术；内路眼袋术是指在睑结膜做切口的手术。两种手术各有优势，可根据患者的自身条件进行选择。

外路眼袋术

1. 切开皮肤

在下眼睑睫毛下方2~3mm处切开皮肤（图1-5-2）。

注：

（1）一般睑缘下1~2mm处的皮肤较薄，睑缘下2mm以下的皮肤较厚，应在分界线处设计切口；若从皮肤较薄处切入，切除多余皮肤后会出现上、下皮瓣的厚度差异。

（2）一般睑缘下1~2mm处存在一条自然凹陷槽，不应在此处设计切口。

（3）切口离睑缘越近，术后形成睑外翻的可能性越大。

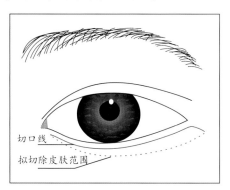

图 1-5-2　在下眼睑睫毛下方 2~3mm 处切开皮肤

2. 剥离

首先于睑板前眼轮匝肌前做皮下剥离，跨过睑板范围后，做眼轮匝肌下剥离，直至眶下缘（图1-5-3）。

注：

（1）下睑板宽度为3~4mm。

（2）睑板前眼轮匝肌能够使眼睑维持原有的张力和状态，使其保持一定的稳定性，特别是睑板前眼轮匝肌的内侧部分在瞬目动作和泪液流通、湿润眼球的过程中有着重要作用。

（3）如果切开肌肉的位置过于靠上，就有可能损伤下睑板动脉弓，而切开的部位又与术后可能形成的睑板前"卧蚕"的幅度有着密切的关系。

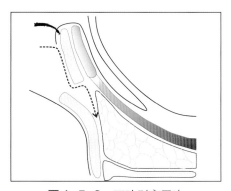

图 1-5-3　下睑剥离层次

3. 分离眶隔脂肪瓣（图1-5-4）

打开眶隔膜，充分暴露眶隔脂肪，根据泪沟凹陷的有无，或简单地将多余的眶隔脂肪切除，或将眶隔脂肪重置以矫正泪沟凹陷，再将眶隔收紧，用缝线进行缝合加固。

眶隔脂肪重置：去除部分眶隔膜进入眶隔，向下潜行分离至眶下缘后，于眶隔内打开眶隔膜，于骨膜上潜行剥离，将眶隔释放出来的脂肪向下转移至泪沟下4~5mm处（可起到较好的过渡作用），并将脂肪固定于对应位置的眶下缘骨膜处。

注：

（1）泪沟的形成原因：泪沟位于眼轮匝肌的眶隔前部与眶骨前部的交界部（两部位厚度不同），这与眼轮匝肌黏合在骨膜上的部位一致，脂肪移位除了能够填充并丰满凹陷部位，也能避免眼轮匝肌再次黏合到骨膜上。

（2）判断脂肪切除量是否适度：下睑脂肪凸出外观，在坐姿时较为明显，平躺时相对会显得较轻，可据此观察判断。因此，切除脂肪后要在坐姿状态下确认手术效果。或者手术前先让患者平躺下来，用手按患者的眼球，使下眼睑脂肪凸出到与坐姿时一样的程度，并记住按住眼球时的力度，术中再通过同样的力度按压眼球模拟坐姿时的状态。

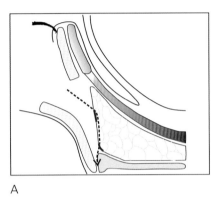
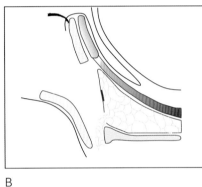
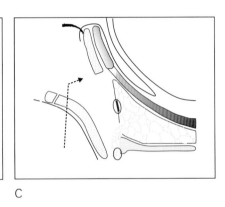

A B C

图1-5-4 A.手术剥离路线。B.将眶隔脂肪转移至泪沟凹陷处。C.修剪多余皮肤及眼轮匝肌，并用缝线拉紧眶隔膜

4. 悬吊

找到外眦韧带，将外眦韧带悬吊固定在眶外侧壁骨膜上，并收紧眼轮匝肌。

注：外眦韧带悬吊后可加固眼睑支持结构，术后能够使患者的眼睑在各种状态下均表现为眼周皮肤紧致的外观，可有效地减少患者的下睑外翻。

5. 缝合

可嘱患者向上看并用力张嘴，在保证切口处无张力时将多余皮肤切除，缝合皮肤（图1-5-5）。

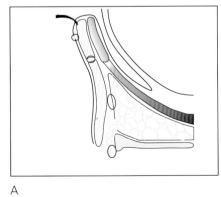
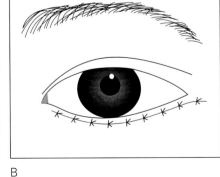

A B

图1-5-5 A、B.缝合皮肤

注：

（1）如需重建眼台，需对要切除的眼轮匝肌有所保留，让眶隔前眼轮匝肌与睑板前眼轮匝肌重叠，使其形成睑板前肥厚。

（2）睑板前凹陷是由于老化使眼轮匝肌量减少及睑板前组织下垂，会给人以老态的外观；而睑板前眼轮匝肌丰满隆起后会使人显得年轻。

内路眼袋术

若患者没有皮肤严重下垂等皮肤松弛问题，只想简单地矫正眶隔脂肪凸出或改善泪沟凹陷，可采用经结膜脂肪切除及脂肪移位手术。根据切口部位的不同，可分为眶隔前入路法和眶隔后入路法（图1-5-6）。下面介绍眶隔前入路法的操作方法。

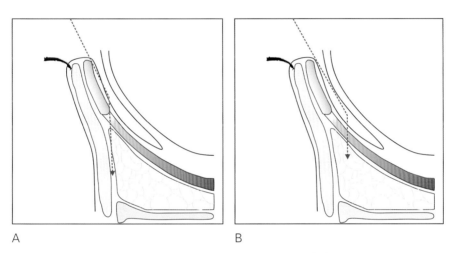

A　　　　　　　　　　　　B

图1-5-6　内路眼袋术。A. 眶隔前入路法。B. 眶隔后入路法

内路行眶隔释放的手术步骤（以眶隔前入路法为例）（图1-5-7）

（1）在睑板下方1~2mm处（睑缘下方5~6mm处）切开皮肤。

（2）沿眶隔和眼轮匝肌之间剥离，直至下眶缘。

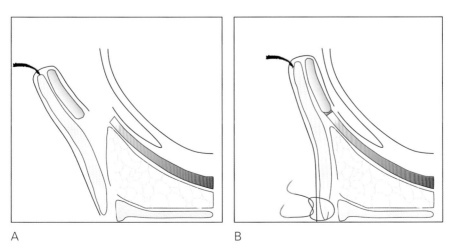

A　　　　　　　　　　　　B

图1-5-7　A. 于睑结膜处切开皮肤，于眶隔前方进入眶隔。B. 将眶隔内脂肪转移固定于泪沟凹陷处

（3）在下眶缘部的眶隔膜上切开1cm左右的切口，并按压眼球，将多余脂肪向下方转移填充泪沟凹陷，填充位置为泪沟凹陷下方4~5mm处。

（4）使用双头尼龙线固定眶隔脂肪，线穿出皮肤后固定。

注：

（1）如无须进行眶隔释放，可单纯行眶隔脂肪去除（图1-5-8）。

（2）下斜肌位于内侧脂肪和中央脂肪垫之间，应注意保护，以防止损伤下斜肌。

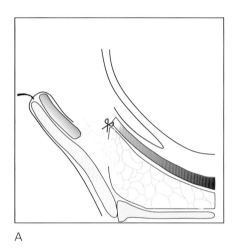

A

图1-5-8　直接切除多余的眶隔脂肪

第六章 外眦开大术

我国成年人眼裂长度为25~30mm，当眼裂长度为27~30mm时较为正常，但当眼裂长度为25~26mm时，就常给人以"眼睛小"的印象，而且，睑裂小的患者如果选择单行重睑手术，往往会形成"小豆子"一样的眼睛外观，这时通过外眦延长来延长眼裂长度是很好的选择。

一 矫正方法

在外眦开大的手术（图1-6-1）中，可将外眦分为两部分向颞侧移位。后层部分为睑板和结膜，可通过游离结膜囊并将其牵拉缝合至骨膜来重建穹隆；前层部分为皮肤和眼轮匝肌，切开皮肤后可通过Y-V缝合来延长外眦。

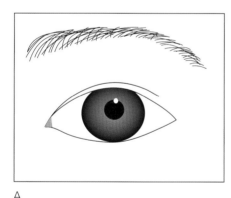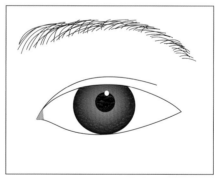

A   B

图1-6-1 A. 外眦开大前。B. 外眦开大后

二 手术方法

1. 手术设计（图1-6-2）

将原外眦点定为A点，将新外眦点定为B点，A、B之间距离为3~5mm，C点位于AB中点下方约2mm处，与上睑弧线的延长线基本吻合，D1、D2位于上、下睑缘灰线上，AD1长度为AB长度的1.5倍，AD2长度与AB长度基本相当。

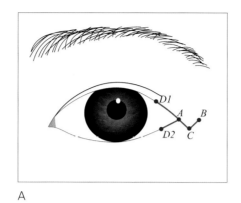

A

图 1-6-2　外眦开大的手术设计

2. 手术步骤

（1）按设计线切开皮肤，将A点分离为上缘的A1、下缘的A2以及结膜面的A0；将C点分离为上缘的C1、下缘的C2。在设计范围内分离皮下组织，将颞侧上、下睑分为前、后两层（前层为皮肤和眼轮匝肌，后层为睑板和结膜），充分分离外侧穹隆结膜及球结膜，充分分离后的C1、C2分别向上、下退缩，形成V形创面（图1-6-3）。

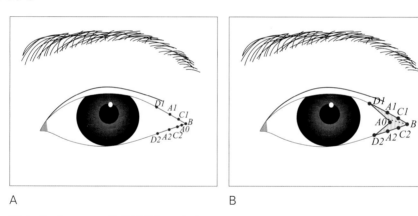

A

B

图 1-6-3　A、B. 按设计线切开皮肤

（2）基本游离颞侧结膜囊后，将结膜囊固定缝挂于外侧眶缘骨膜上，并穿出皮肤做褥式缝合（图1-6-4），垫入纱布枕，结扎固定，形成颞侧穹隆。

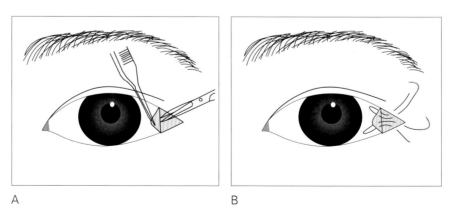

A

B

图 1-6-4　A. 游离颞侧结膜囊。B. 将结膜囊向颞侧牵拉缝挂固定

（3）缝合皮肤（图1-6-5）

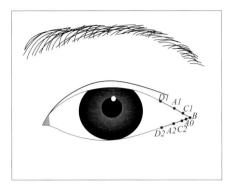

图 1-6-5 缝合皮肤

注：如结膜缝合张力较大，可设计结膜瓣，沿EF线剪开结膜，E点分开后形成E1、E2两点，拉伸缝合后形成一条直线E1 F E2，以减少结膜牵拉张力（图1-6-6）。

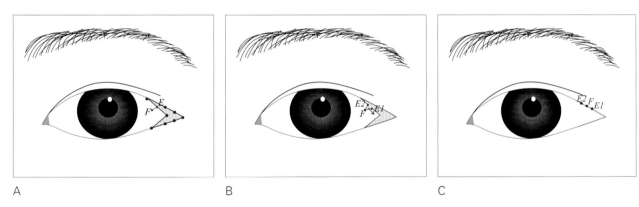

A   B   C

图 1-6-6 A. 沿 *EF* 切开结膜。B. *E* 点分开形成 *E1* 和 *E2* 两点，牵拉形成 *E1 F E2*，以延长结膜长度。C. 缝合

第七章　下睑下至术

眼裂形态主要有3种类型：内眼角与外眼角位于同一水平线的水平型；内眼角高于外眼角的下斜型；内眼角低于外眼角的上翘型。对于上翘型，目前常用的矫正方法为下睑下至术，下睑下至术后可使巩膜显露增加，因此下睑下至术适用于垂直睑裂窄而外眼角上斜的患者（图1-7-1）。

注：在商业因素的影响下，下睑下至术在没有严格限定适应证的情况下被推广使用。在适应证选择不当或手术操作不当时，该手术极易出现下睑外翻、下睑退缩、下睑内翻、外眦角变圆、巩膜过度显露、睑裂闭合不全等并发症。在临床上常可见由于超适应证或过度使用这一技术而导致的严重眼睑畸形。一些暂时看似不严重的下睑退缩、内翻、外翻等并发症，其后果可能会随着时间的推移而逐渐显现。

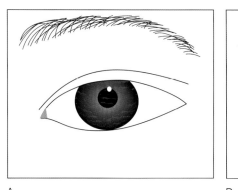 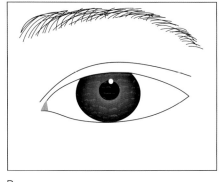

A　　　　　　　　　　　　　　　　B

图1-7-1　A.外眼角上翘。B.下睑下至术后可改善外眼角上翘

一　矫正方法

下睑下至术是通过适当垂直缩短下睑前层或后层的方法，人为造成下睑外侧段适当退缩，从而在垂直方向上增大睑裂，使眼睛变得大而明亮，并产生S形的下睑缘曲线。

缩短下睑后层，通过缝合缩短睑囊筋膜（下睑缩肌）来实现（图1-7-2A）。

缩短下睑前层，通过切除一条皮肤（也可切除部分眼轮匝肌）来实现（图1-7-2B）。

注：缩短下睑前层或后层的选择是因人而异的：若患者存在下睑缘松弛，可只缩短后层，不缩短前层，或缩短前层附加外眦固定，以防发生下睑外翻；对突眼伴颧突发育不良的患者，应慎行缩短下睑前层；而对眼球凹陷的患者，则可适当多缩短一些前层的皮肤。

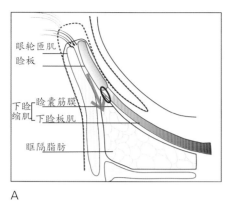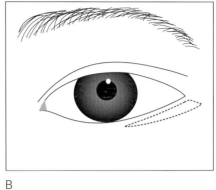

图 1-7-2　A. 缩短下睑后层。B. 缩短下睑前层

二　手术方法

1. 缩短下睑后层

（1）在睑结膜内由瞳孔外侧向外眦切开结膜，切开眶隔膜，暴露眶隔脂肪（图1-7-3），于其后方寻找下睑缩肌（图1-7-4）。

注：下睑板肌与睑囊筋膜粘连较下睑板肌与结膜的粘连更紧密，因此，睑囊筋膜和下睑板肌被归为一类，命名为下睑缩肌。

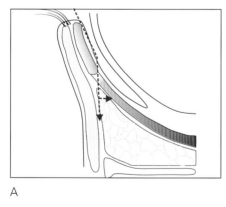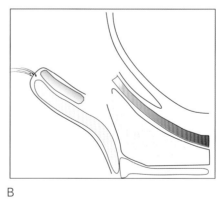

图 1-7-3　A. 于睑结膜处设计切口。B. 于眶隔前潜行分离

（2）将睑板下缘缝合固定至下睑缩肌上（图1-7-4），适量去除多余组织。

（3）缝合结膜下组织，结膜可不缝合。

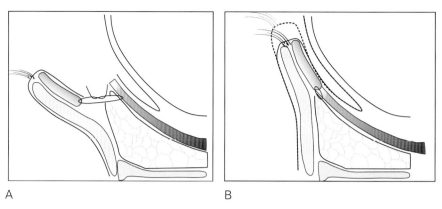

A   B

图 1-7-4　A. 打开眶隔，在脂肪团后方找到下睑缩肌。B. 将睑板下缘缝合固定至下睑缩肌上

2. 缩短下睑前层

通过切除下睑外侧皮肤及部分眼轮匝肌来达到缩短下睑前层的目的（图1-7-5）。

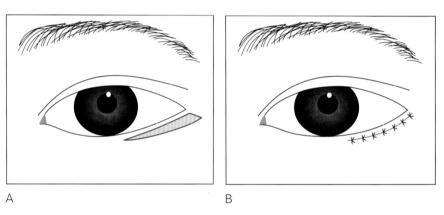

A   B

图 1-7-5　A. 切除下睑外侧皮肤及部分眼轮匝肌。B. 缝合皮肤

第二篇

SECOND PART

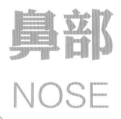

鼻部
NOSE

第一章

隆鼻术

鼻根点位于两眉连线中点与两眼内眦连线中点的连线中点处，鼻尖点为鼻尖最突出点。鼻尖点与鼻根点可连接成一条直线。在女性中，有美感的鼻背应平行于该线并位于其后方2mm处；在男性中，鼻背为一条直线（图2-1-1）。若鼻背塌陷，影响外观，可行隆鼻术矫正。

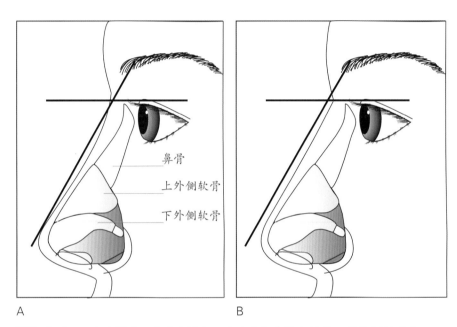

鼻骨

上外侧软骨

下外侧软骨

A

B

图2-1-1　A.在女性中，鼻背应平行于鼻尖点与鼻根点连线，并位于其后方2mm处。B.在男性中，鼻背为一条直线

一　矫正方法

传统的隆鼻以鼻翼缘小切口植入L形的假体的方式为主，鼻背、鼻小柱、鼻尖均以假体支撑，但因其术后并发症（如假体外露、皮肤张力过大等）较多，并且随着患者对鼻部整形要求的增加，单纯隆鼻植入假体难以涵盖鼻整形的内容，目前已较少应用。目前隆鼻主要以鼻小柱、鼻翼缘W形切口从鼻背、鼻小柱、鼻尖部3个部位分别来矫正，同时可通过对鼻骨、鼻翼软骨、鼻中隔软骨及鼻翼缘等操作进行调整，来达到同期矫正宽鼻、驼峰鼻、歪鼻及鼻孔塑形、鼻翼缘塑形等目的。隆鼻过程中，鼻背部可应用硅胶假体、膨体或肋软骨等材料来填充，鼻小柱可通过耳软骨（较弱）、鼻中隔软骨或肋软骨（较强）来搭建支架以获得支撑效果，同时鼻尖部也可通过软骨来修饰调整外形。

注：隆鼻过程中最主要的并不是鼻背填充物的植入，填充物的植入只是隆鼻手术中相对较轻松的一个步骤；隆鼻的难点在于鼻小柱部位的软骨支架的搭建，如若支架不稳，那么鼻子的整体效果便难以达到完美。近年来用肋软骨隆鼻火热的原因便是：用肋软骨隆鼻可以搭建很稳定的支架，尤其对患有"朝天鼻"和鼻小柱短小的患者，有很好的治疗效果。

二 手术方法

手术设计

1. 鼻背植入物的选择

（1）**硅胶假体**：硅胶假体为最常用的隆鼻材料，其本身为L形，可起到隆鼻背、延长鼻尖、支撑鼻小柱的作用，植入人体后，组织不会长入假体，相较于膨体易于取出，组织会在硅胶假体外围形成包膜。

硅胶假体为单纯隆鼻手术中最常用的，术后假体高度不会变化，在强光手电下可有透光现象。

硅胶假体为L形，兼顾鼻背、鼻尖、鼻小柱3个部分（因此硅胶假体也分为一段硅胶假体、二段硅胶假体及三段硅胶假体。三段硅胶假体即3个部位的柔软度各不相同）。术中常将L形假体雕刻成柳叶形，进行鼻背部的填充。

（2）**膨体**：膨体为鼻综合术中的常用材料，常被制成柳叶形，起到隆鼻背的作用，分为块状、L形及柳叶形。因其材料特性，无透光现象，植入人体后组织会长入假体，使其更加牢固稳定，同时难以取出，组织不会在膨体表面形成包膜。

> **补充**
>
> 膨体植入后易感染（受膨体孔隙大小的影响，细菌可进入其孔隙，而体内巨噬细胞无法进入，所以当膨体感染后需取出膨体进行治疗），在膨体植入前可将其放入装有庆大霉素或碘伏溶液的注射器中，以手指堵住注射器乳头加压，可见假体表面会产生些许气泡，松开注射器乳头，排出注射器中的空气，反复加压排气，直至假体表面无气泡产生。

（3）**肋软骨**：肋软骨有足够的强度和充足的组织量，抗感染能力强且不发生排斥反应，在心理学和伦理学上，更符合现代医学的观点。其切取的部位通常选择在第6~8肋的位置，女性患者切口应位于乳房下皱襞处，切口长度最短可至1.5cm（平均为2~2.5cm）。在应用肋软骨隆鼻过程中，避免其发生偏曲并使植入物在两侧侧壁和鼻根点有良好的平滑过渡，这是最重要的两个方面。

▶ 为了避免发生偏曲，首先要切取足够长度的肋软骨来保证最终塑形的移植软骨有足够的长度，其次，雕刻的过程中需注意双侧的对称性。

▶ 取下的软骨边缘需仔细修整，尽量避免在鼻根部形成台阶，并保证两侧边缘的光滑，同时可将剥离下的软骨膜（或切取的颞筋膜）叠加于肋软骨上，以掩盖不规整的表面，并防止形成边缘和鼻根点的台阶。

注：

（1）自体肋软骨作为最热门的材料，其取材量丰富，在隆鼻背、延长短鼻、鼻中隔重建、支撑鼻小柱方面均可应用，易于固定，与自身组织可愈为一体，且与自身没有排斥反应。常取乳房下皱襞切口或目标肋骨表面皮肤直接切口。

（2）目前存在全肋骨隆鼻及半肋软骨隆鼻，其区别在于是否用自体软骨隆鼻背。由于肋软骨术后存在弯曲变形的风险，所以目前开展更多的是半肋鼻综合，即应用膨体隆鼻背，应用肋软骨行鼻小柱支撑、鼻中隔延长、鼻尖修饰等。

2. 支架软骨的选择

（1）**鼻小柱支撑软骨移植物**：鼻小柱支撑软骨移植物固定于双侧鼻翼软骨内侧脚中间，起到加强鼻小柱支撑力量的作用，避免隆鼻后支撑力量不足导致鼻小柱偏斜弯曲，可稳定鼻尖的高度。当使用耳软骨支撑鼻小柱时，由于耳软骨存在弧度，应选用两片曲度对称的耳软骨相对缝合固定（图2-1-2）。

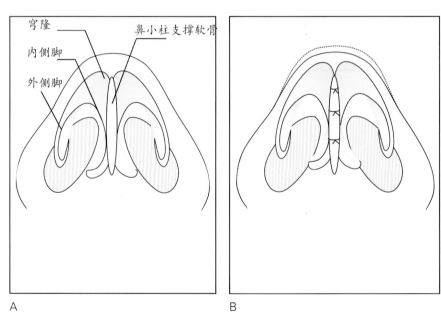

图 2-1-2　鼻小柱支撑软骨支架。A. 底面观（缝合前）。B. 底面观（缝合后）

补充

1. 游离/固定式鼻小柱支撑移植物

　　游离式鼻小柱支撑移植物是指植入的软骨在下端不接触到鼻棘，固定式则在下端抵于鼻棘。使用游离式支撑移植物后，按压鼻尖时有缓冲余地，而使鼻尖部显得柔软，笑时鼻尖略向下，术后外形自然，即使未与鼻棘紧贴，也可充分支持鼻尖，达到增加鼻尖突出度的目的。如需要显著增高鼻尖，可使用固定式支撑移植物，但术后可导致鼻尖部质地偏硬，笑时鼻尖固定，自然感稍差。

游离式鼻小柱支撑移植物的适用范围：① 以延长鼻背为主。② 朝天鼻。③ 自身鼻翼软骨发育良好，力量强时。④ 要求做韩式自然鼻型时。

固定式鼻小柱支撑移植物适用范围：① 以抬高鼻尖为主。② 鼻尖下垂。③ 自然鼻翼软骨发育较差，力量弱时。④ 要求做欧美式鼻型时。

2. 游离式鼻小柱支撑移植物+碎软骨

目前有学者采用游离式鼻小柱支撑移植物+碎软骨垫于鼻棘，兼得了游离式及固定式的综合术后效果。

（2）**复合支架**：复合支架常取自肋软骨，肋软骨质地偏硬，取材量多，在构建成鼻支架时效果稳定且明显。通常并不用软骨片单纯架于内侧脚之间，而是将其作为鼻中隔的延续，固定在鼻中隔上，可起到延伸鼻中隔及支撑鼻小柱的作用（图2-1-3）。其对改善鼻基底凹陷、鼻小柱退缩、朝天鼻等效果明显。

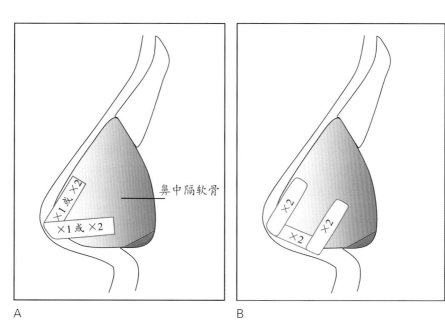

图2-1-3 鼻尖支架搭建。A. "1+1" 或 "2+1" 或 "2+2" 的支架搭建。B. "4+2" 的支架搭建

（3）**鼻中隔延伸移植物**：鼻中隔延伸移植物可在分离鼻中隔与上外侧软骨连接后，固定于鼻中隔与上外侧软骨之间，同时将下外侧软骨固定于其前角，起到延长鼻中隔的作用，以延伸鼻背，防止鼻尖回缩（图2-1-4）。常取自鼻中隔软骨或肋软骨，其质地较耳廓软骨硬、平整、无弯曲。

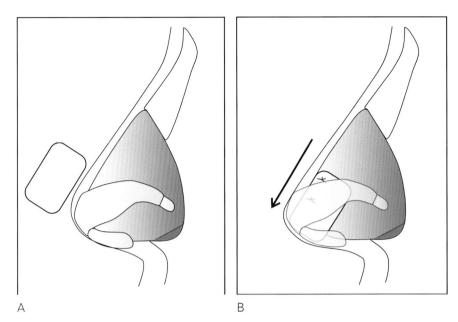

图 2-1-4　鼻中隔延伸移植物。A. 制备鼻中隔延伸移植物。B. 将鼻中隔移植物固定于鼻中隔与上外侧软骨之间,并将下外侧软骨固定于其前角,起到延长鼻中隔、延伸鼻背的作用

（4）**鼻尖穹隆重建软骨移植物**：鼻尖穹隆重建软骨移植物在模拟鼻尖正常软骨结构的基础上,起到支撑鼻尖及塑形鼻尖的作用。其由两片耳软骨组成,常取自双侧耳甲艇软骨,耳软骨与鼻尖部的软骨最为接近,具有更好的鼻尖柔软度,揉捏较为真实（图2-1-5）。

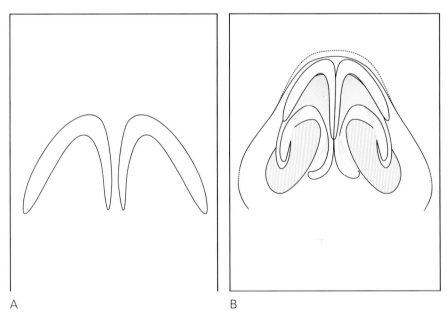

图 2-1-5　鼻尖穹隆重建软骨移植物植入。A. 取出的耳软骨,将其制作成两片镜像的软骨条,将软骨条弯曲成鼻翼软骨的形状,并将其缝合。B. 将其固定于鼻翼软骨上,采用模拟穹隆的方法对鼻尖进行塑形

（5）**鼻翼轮廓软骨移植物**：鼻翼轮廓软骨移植物对轻中度鼻翼退缩或塌陷十分有效。鼻翼轮廓软骨移植物需沿鼻翼缘尾侧做一个非解剖间隙，然后插入一条软骨移植物，移植物需跨越整个鼻翼切迹或凹陷（图2-1-6）。

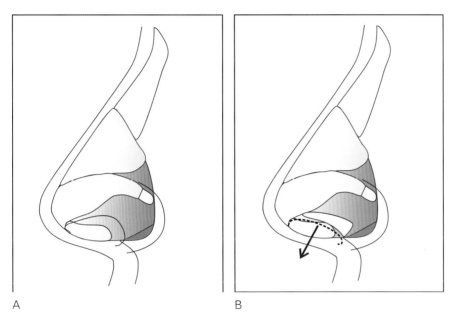

A   B

图 2-1-6 鼻翼轮廓软骨植入。A. 侧面观（植入前）。B. 侧面观（植入后）

（6）**外侧脚支撑移植物**：外侧脚支撑移植物适用于中度或重度的鼻翼退缩或塌陷。将外侧脚支撑移植物缝合到外侧脚深面，前庭衬里上方（图2-1-7）。支撑移植物应当坚固，其外端应延伸至梨状孔边缘并置于鼻翼沟尾侧和附件软骨处。有时，需要把外侧脚剥离出来，利用支撑移植物向尾侧重置，以矫正鼻翼退缩。外侧脚支撑移植物可用于重建先前手术中被切除的外侧脚。

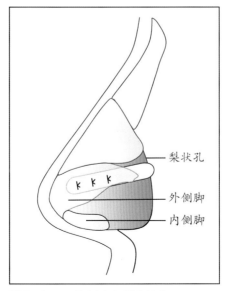

梨状孔

外侧脚

内侧脚

图 2-1-7 外侧脚支撑移植物

3. 修饰软骨的选择

（1）**鼻尖"帽状"软骨移植物**：鼻尖"帽状"软骨移植物放置在鼻尖前上方，具有塑造、修饰鼻尖形态和增强鼻尖表现点的作用（图2-1-8）。可将软骨小片叠加2~3片，以增加鼻尖翘度。

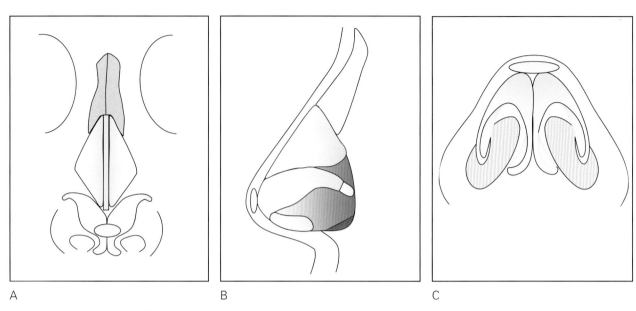

A　　　　　　　　　　B　　　　　　　　　　C

图2-1-8　鼻尖"帽状"软骨移植物植入。A.正面观。B.侧面观。C.底面观

（2）**鼻尖"盾牌形"软骨移植物**：鼻尖"盾牌形"软骨移植物固定于鼻尖下方，具有支撑鼻小柱、抬高鼻尖的作用（图2-1-9）。如有需要，其上方可与"帽状"软骨移植物相连接。

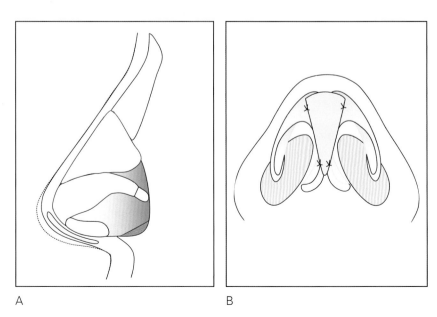

A　　　　　　　　　　B

图2-1-9　鼻尖"盾牌形"软骨移植物植入。A.侧面观。B.底面观

4. 标记画线

于鼻小柱处设计倒V形手术切口，延伸至两侧鼻翼缘黏膜，尾侧沿下外侧软骨尾侧缘外1mm走行，形成W形切口（图2-1-10）。

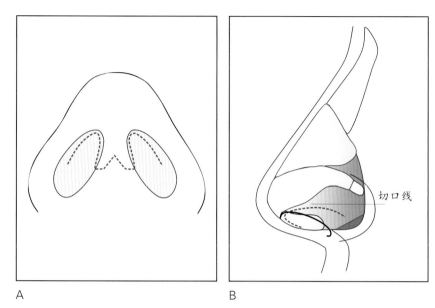

A B

图2-1-10 隆鼻切口。A. W形切口。B. 切口尾侧沿下外侧软骨尾侧缘外1mm走行

手术步骤

1. 软骨材料的获取

（1）**耳廓软骨**：取耳后耳颅沟切口，剥离显露耳甲软骨，用眼科剪分离（图2-1-11），可于耳廓前方注射局麻药物使其肿胀，并与皮肤分离，以减少分离软骨时剥穿皮肤的风险，取出耳廓软骨，浸泡于生理盐水中备用，缝合切口后前后加压包扎，或用纱布卷打包缝合加压。

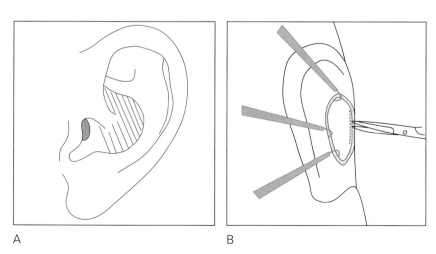

A B

图2-1-11 耳廓软骨的切取。A. 耳廓软骨切取范围。B. 采用耳后入路切取耳廓软骨

（2）**自体肋软骨：**于乳房下皱襞切口周围浸润麻醉，切开皮肤、皮下组织，显露腹外斜肌腱膜，切开或剪开腱膜，暴露腹外斜肌，沿肌纤维方向钝性分离腹外斜肌直达肋软骨骨膜表面，用刀片或电刀沿着肋缘切取肋软骨膜，剥离子于肋软骨表面潜行剥离，取下肋软骨膜备用（所取下的肋软骨膜一般用于鼻尖的移植，也可用于鼻背皮肤较薄的患者，将其覆盖在假体的表面）。

用剥离子于上、下肋缘沿肋软骨表面进行剥离，遇到骨连接较少的部位可用剥离子直接剥开，骨连接多的部位用刀片切开一部分，然后用剥离子剥开，肋软骨后面属于操作盲区，将剥离子尖端朝上，紧贴肋软骨，于软骨膜与软骨之间进行剥离。将剥离子置于肋软骨后方做好保护，根据所需长度，用刀片切断肋软骨。将肋软骨浸泡于含庆大霉素的生理盐水中。切口内倒入生理盐水，检查有无漏气。如无漏气，则逐层缝合关闭切口。

注：取肋软骨前患者应行CT检查，确认有无软骨钙化。

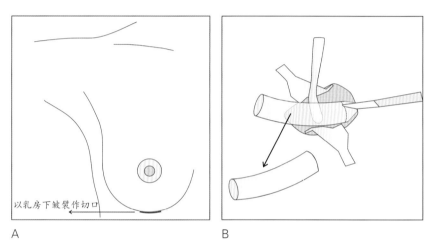

A   B

图2-1-12 A、B.由乳房下皱襞切口取出肋软骨及肋软骨膜

补充 取肋软骨时气胸的处理方法

气胸一般是由肋骨后面的肋软骨膜剥离不完整导致胸膜穿孔或破裂造成的。

（1）对于一般小的破裂，可在麻醉师的协助下，使肺膨胀，缝合关闭切口。

（2）若破裂较大，难以直接缝合，需在胸腔内置一无菌引流管，引流管另一端置于液封瓶中，逐层缝合肌肉、腹外斜肌腱膜、皮下组织、皮肤，在麻醉师的协助下，使肺膨胀，可见液封瓶中有气泡冒出，至无气泡冒出时，拔出引流管并缝合引流管出口（图2-1-13）。

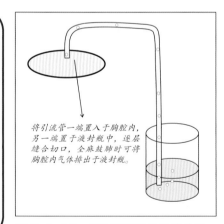

将引流管一端置入于胸腔内，另一端置于液封瓶中，逐层缝合切口，全麻鼓肺时可将胸腔内气体排出于液封瓶。

图2-1-13 气胸时简易的引流处理

（3）**鼻中隔软骨：**需在术中掀起鼻部皮瓣后切取。于内侧脚间分离寻找鼻中隔前角，用眼科剪锐性剥离至软骨膜下，于软骨膜下钝性剥离鼻中隔可避免黏膜穿孔，将两侧鼻翼软骨与鼻中隔软骨的连接处切开，直视下用D形刀切取适当大小的软骨备用，切取时需保留L形支架，宽度约1cm，以防止术后鼻梁塌陷、鼻小柱退缩（图2-1-14）。将切除的软骨浸泡于生理盐水中备用。

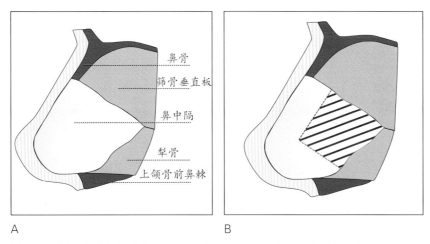

图2-1-14　鼻中隔软骨切取。A.鼻中隔位置。B.鼻中隔软骨切取范围

2. 切口

取鼻小柱W形切口，并沿鼻孔缘向外延伸（图2-1-15）。

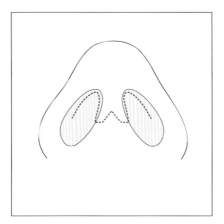

图2-1-15　手术切口

3. 剥离至键石区

在鼻翼软骨内侧脚浅面剥离直至鼻尖后，用拉钩向上掀起皮瓣，紧贴鼻软骨表面向上剥离至键石区（其位于鼻软骨及鼻骨交界处。如分辨不明确，可以用手指揉捏鼻部，可揉捏转动的部位为鼻软骨部分，固定部分为鼻骨部分）（图2-1-16）。

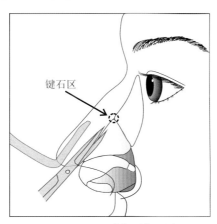

图2-1-16　用眼科剪剥离至键石区

4. 骨膜下剥离

用骨膜剥离子于骨膜下进行剥离直至鼻根点（图2-1-17），将腔隙剥离对称（如需行宽鼻、驼峰鼻、歪鼻等鼻骨/软骨部分矫正，可于此时进行）。

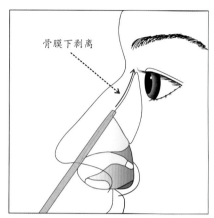

图2-1-17 用骨膜剥离子于骨膜下进行剥离

5. 植入软骨支架

植入鼻小柱支架软骨（如需行鼻头肥大缩小，可于此时进行），可选用耳软骨鼻小柱支架、鼻中隔延伸移植物+鼻小柱软骨支架、肋软骨复合支架等（图2-1-18）。

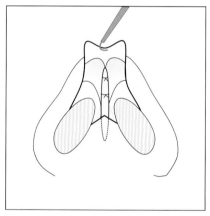

图2-1-18 植入鼻尖部软骨支架

6. 修剪植入物

雕刻修剪植入物，将植入物植入腔隙内（图2-1-19）。

注：**鼻背植入物雕刻**（以柳叶形为例）

（1）**确定鼻根点**：理想鼻根点位于两眉连线中点与两眼内眦连线中点的连线中点处，或捏起鼻根部皮肤，从侧面观察比较不同起始点、不同高度的效果，选择最佳的起始点。对于额部低平者，要适度调低起始点以形成合适的鼻额角。

（2）**植入物长度**：长度35~45mm，填充鼻背，不要达到鼻尖部，雕刻时宜小不宜大，宜窄不宜宽，宜薄不宜厚，以防止植入物顶出。

（3）**植入物宽度**：宽度8~12mm，根据患者鼻骨宽度的不同略有差异。鼻根部的宽度一般不超过内眦间距的1/4。

（4）植入物背面：对于女性患者，一般雕刻稍薄一些，且要有轻微弧度；对于男性患者，需将背侧面修整得笔直。

（5）植入物腹面：腹面要有凹槽，使腹面与鼻部骨面紧密贴合，尤其考虑鼻软骨与骨交界的鼻键石区凸起，应在对应部位多加雕刻。

（6）植入物边缘：边缘修薄，使其与鼻部过渡自然。

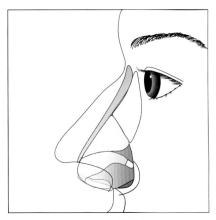

图2-1-19 植入假体移植物

7. 植入

植入鼻尖修饰软骨（图2-1-20）。

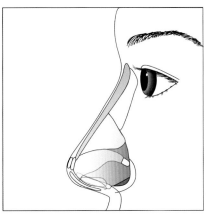

图2-1-20 植入鼻尖修饰软骨

8. 缝合

缝合皮肤。

补充 其他鼻整形材料

1. 异体肋软骨

异体肋软骨称为异体脱钙骨（图2-1-21），作为骨移植材料，为近年来鼻综合术中常用的材料，其特性与自体肋软骨相近。可作为隆鼻、支撑鼻小柱、延长短鼻等的材料。优势在于无须取自身肋软骨。

注：异体肋软骨的吸收率

报道的异体肋软骨吸收率从0~100%不等，其与异体软骨的来源及处理、植入部位及条件、有无感染、时间长短均有关系。长期随访结果显示，随着时间的推移，异体肋软骨终将被吸收，然而替代的宿主纤维结缔组织仍可起到部分维持外形的作用。

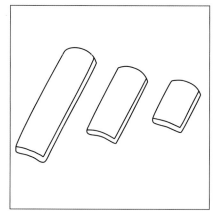

图 2-1-21　异体脱钙骨

2. 自体真皮脂肪垫

自体真皮脂肪垫是指将皮肤表皮去除后的真皮及皮下脂肪，可将其一起当作移植物用来隆鼻。常适用于假体、奥美定、骨粉等填充后鼻背皮肤变色、变薄者。常取自臀沟外侧的脂肪（图2-1-22），可较好地隐蔽切口。

注：**真皮脂肪垫的优势**

真皮组织质地柔软，结构致密，具有丰富的毛细血管网，移植后可早期与周围组织建立血供，将真皮与脂肪组织一起移植可减少脂肪小叶细胞的破损，使移植物吸收减少，抗感染力加强，吸收率低于单纯脂肪移植。

3. 自体颞筋膜

自体颞筋膜在鼻整形中可包裹自体软骨。可以降低自体软骨的吸收率，在鼻背皮肤薄时用其包裹假体可以防止显现假体边界，同时自身存在一定厚度。于颞部发际线内做切口切取（图2-1-23）。

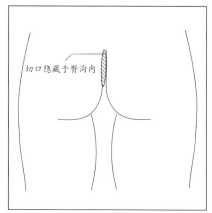

图 2-1-22　于臀沟附近标记切取范围，切取真皮脂肪垫

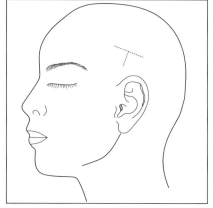

图 2-1-23　于颞部发际线内设计切口并切取颞筋膜

第二章 | 短鼻矫正术

短鼻畸形是一种复杂的畸形，一直以来，短鼻整形是鼻整形术中最具挑战性的手术之一，在东方人中，先天性因素更为多见，后天性因素则多以鼻整形术后感染、瘢痕挛缩等为主。

一 ▶ 矫正方法

1. 短鼻矫正的参照（图2-2-1）

鼻部的长短不以具体的数值为准，而是因每个人面部的大小和比例的不同而不同。

（1）面部被经过眉及鼻基底的两条线分成3等份（假设每部分长度为d）。

（2）设鼻根点为R点，位于睁眼时上睑缘偏上水平（睑板上缘）。设鼻尖点为T点。设鼻翼基底点为A点。

（3）鼻背理想长度$RT=0.67 \times d$，或者说等于口裂至下颏的距离（同样的长度，为$2/3 \times d$）。如果中面部与下面部长度不等，说明下颌高度需矫正，或在二者中选择与实际鼻背长度最接近的数值。

（4）实际鼻背长度低于测出数值时为短鼻，高于测出数值时为长鼻。

（5）AT为鼻尖突出度，其理想长度为$0.67 \times RT$。

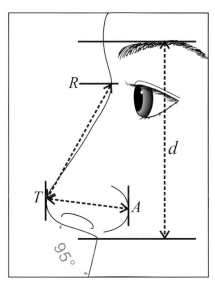

图2-2-1 经眉和鼻基底的线将面部分成3等份，每部分长度为d，RT为鼻背长度，其理想长度$=0.67 \times d=$口裂至下颏的距离，鼻唇角在女性中为$95° \sim 100°$，在男性中为$90° \sim 95°$

2. 短鼻矫正的原理

短鼻畸形的矫正没有统一的固定模式，每一位患者都有其个性化的鼻部特征，手术的实施必须考虑到不同的鼻部特征以及供区条件，同时也需要考虑到患者对鼻外观的要求。

针对短鼻畸形所具有的钝性鼻唇角、鼻尖上翘、鼻长比例失调、鼻面角小、上唇长等特点，矫正的主要方法是延长有缺陷的结构，包括软骨支架的延长和皮肤软组织及黏膜内衬的延长。支架的延长可通过植入鼻中隔延伸移植物来实现，皮肤软组织及黏膜内衬多通过分离松解技术来获得足够的延长。

短鼻矫正术前应进行软组织和黏膜内衬弹性评估，以确保鼻支架的矫正程度不会超过皮肤黏膜扩张的能力，尤其要防止鼻小柱和鼻中隔软骨尾端的软组织压力超负荷。如果患者皮肤软组织被膜过紧，需要先活动鼻翼，通过将鼻翼向尾侧端推移一段时间来帮助活动软组织，直到有足够活动度才可进行手术。对于皮肤软组织明显不能活动的患者，不推荐进行手术。

二 手术方法

（1）腔隙剥离：于鼻小柱处设计倒V形手术切口（图2-2-2），延伸至两侧鼻翼缘黏膜，尾侧沿下外侧软骨尾侧缘外1mm走行，形成W形切口。在鼻翼软骨内侧脚浅面分离至鼻尖后，用拉钩向上掀起皮瓣，紧贴鼻软骨表面向上分离，显露上、下外侧软骨。将软骨的黏膜面从鼻软骨支架上分离，形成新的衬里。

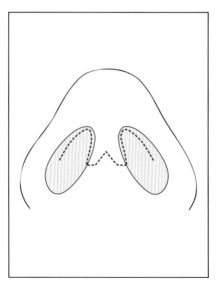

图 2-2-2 手术切口

（2）在下外侧软骨内侧脚间进行分离，显露鼻中隔软骨前角，于骨膜下剥离暴露鼻中隔软骨。

（3）制作鼻中隔延伸移植物，将鼻中隔延伸移植物缝合固定于鼻中隔上（图2-2-3）。

注：鼻中隔延伸移植物多采用中隔软骨或肋软骨制成，具有合适的硬度和一定的弹性，既能提供支撑力，又能防止局部压力过大出现术后鼻部形态僵硬的情况或其他并发症。

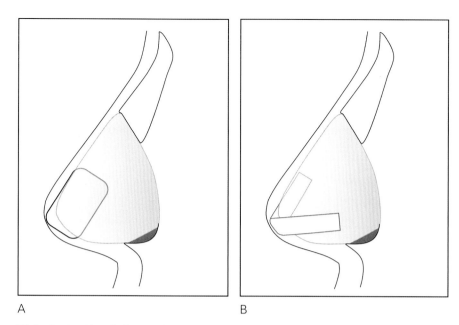

A   B

图2-2-3 植入鼻中隔延伸移植物。A.植入板块状软骨移植物。B.搭建复合支架软骨移植物

（4）将下外侧软骨与上外侧软骨充分分离，使其向尾侧端旋转无阻力，将向尾侧旋转的下外侧软骨缝合固定到鼻中隔延伸移植物上（图2-2-4）。

注：鼻中隔延伸后，需要将下外侧软骨与周围组织分离，向前重新固定于延伸的鼻中隔上。离断连接在下外侧软骨和上外侧软骨之间的韧带可使下外侧软骨完全松解，整体前移，增加鼻长度，从而获得最佳延伸效果。

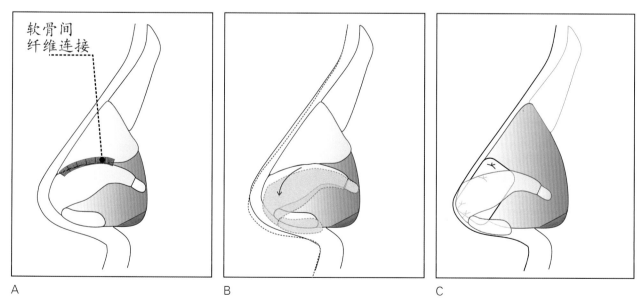

A   B   C

图2-2-4 A.分离上外侧软骨及下外侧软骨之间的纤维连接。B.将下外侧软骨向尾侧旋转。C.植入鼻中隔延伸移植物，将向尾侧旋转的下外侧软骨与之固定

（5）在鼻翼软骨内侧脚间植入鼻小柱支撑软骨移植物（图2-2-5）。

注：在进行短鼻延长时，除非鼻小柱发育良好，有足够的支撑力及长度，否则多会应用鼻小柱支撑

软骨移植物，可加强鼻中隔的强度，延长鼻小柱，矫正轻微的鼻小柱回缩，同时可抬高鼻尖，增加鼻尖突度。

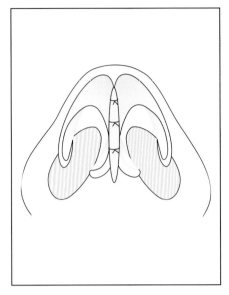

图 2-2-5　植入鼻小柱支撑软骨移植物

（6）对于鼻背塌陷者，可同期植入肋软骨或假体来矫正鼻背部塌陷（图2-2-6）。

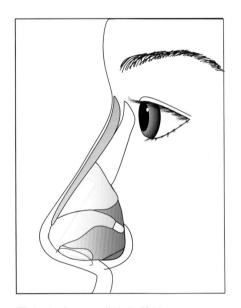

图 2-2-6　可同期行假体植入

（7）鼻尖处植入修饰软骨，可进一步延长鼻尖（图2-2-7）。

注：耳软骨与鼻尖的物理特性最为接近，是鼻尖塑形的最佳移植物，但避免再做切口，也常以鼻中隔软骨或肋软骨修饰鼻尖。可将"帽状"或"盾牌形"软骨移植物缝合固定到新建的鼻尖部，改善鼻尖外形，增加鼻尖的柔软性和活动度。"盾牌形"软骨移植物更有利于鼻尖的延长，而"帽状"软骨移植物则有利于增加鼻尖的突出度。必要时两者可同时使用。

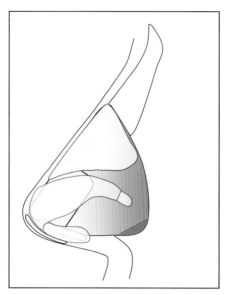

图 2-2-7　植入鼻尖修饰软骨，加长鼻尖

（8）缝合皮肤。

补充

1. 美容性短鼻

　　美容性短鼻是指鼻背长度基本正常，其特征是鼻尖上旋、鼻唇角过大、鼻孔外露明显。矫正方法是将下外侧软骨游离后，向尾侧端旋转并固定，可同期行鼻背填充及植入鼻尖修饰软骨等个性化方案。

2. 鼻软骨三角支架

　　单纯的抬高鼻尖往往会导致鼻尖过度上旋，造成美容性短鼻。其原理可以用Anderson的三脚架理论来解释。两侧鼻软骨的外侧脚和内侧脚各为三脚架的三条腿，通过改变这3个结构，可以调节鼻尖的高度和旋转度，任何一条腿的缩短都会导致向该方向的旋转（图2-2-8）。

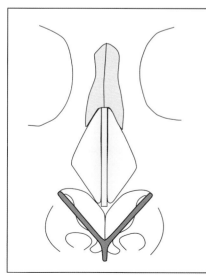

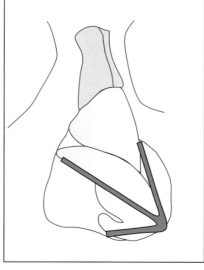

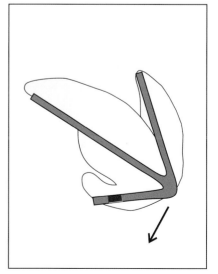

A　　　　　　　　　　　　　　　　B　　　　　　　　　　　　　　　　C

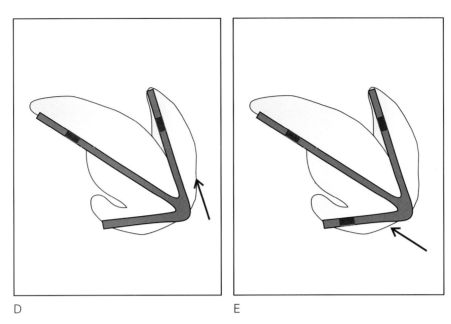

D   E

图2-2-8 A.鼻软骨三脚架（正面）。B.鼻软骨三脚架（侧面）。C.缩短内侧脚，鼻尖向下旋转。D.缩短外侧脚，鼻尖向上旋转。E.缩短内、外侧脚，鼻尖降低

第三章 长鼻矫正术

长鼻是指鼻尖部位下垂，鼻背过长，在笑时可呈现箭头的模样，这使得面部整体很不协调，给人以阴暗、尖锐的感觉，可通过将鼻尖处软骨塑形来矫正。

一 矫正方法

长鼻的解剖原因（图2-3-1）如下：

（1）鼻翼软骨外侧脚过长，导致支撑鼻尖向前旋转的力量过大。

（2）外侧脚复合体附着点过高，导致鼻尖难以向上方旋转。

（3）鼻中隔过长，将鼻尖向下方撑起。

（4）上唇的肌肉（降鼻中隔鼻翼肌）发达，其向下方牵拉鼻尖，会使鼻尖向下方旋转。

（5）鼻小柱处支撑力不足，使鼻尖支架不稳。

矫正手术要做的是切断外侧脚软骨并重新调整角度、去除头侧部分鼻翼软骨，增加可向上旋转的角度、去除过长的鼻中隔、增加鼻小柱支撑的力量，并离断上唇牵拉鼻尖的肌肉。

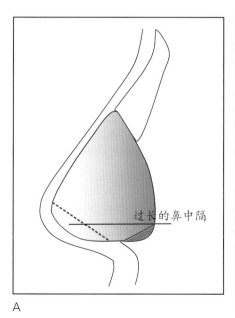
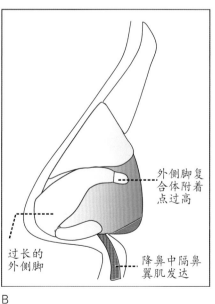

图2-3-1 造成长鼻的因素。A.鼻中隔过长。B.鼻翼软骨外侧脚过长、上唇部肌肉（降鼻中隔鼻翼肌）的牵拉、鼻小柱处软骨支撑力量薄弱

二　手术方法

（1）腔隙剥离：取鼻小柱W形切口（图2-3-2），并沿鼻孔缘向外延伸，在鼻翼软骨内侧脚浅面分离直至鼻尖后，用拉钩向上掀起皮瓣，紧贴鼻软骨表面向上分离，显露上、下外侧软骨。将软骨的黏膜面从鼻软骨支架上分离，形成新的衬里。

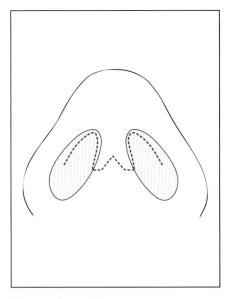

图 2-3-2　手术切口

（2）在下外侧软骨内侧脚间进行分离，显露鼻中隔软骨前角，于骨膜下剥离，暴露鼻中隔软骨。

（3）断开软骨间纤维连接，将下外侧软骨与上外侧软骨充分分离，断开下外侧软骨外侧脚复合体部

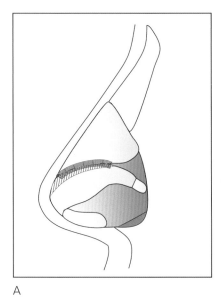

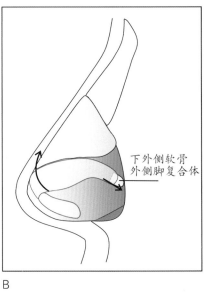

下外侧软骨
外侧脚复合体

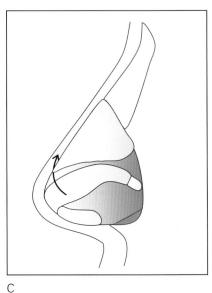

A　　　　　　　　　　　　　B　　　　　　　　　　　　　C

图 2-3-3　A.松解上、下外侧软骨之间的纤维连接。B.断开鼻下外侧软骨外侧脚复合体以充分旋转下外侧软骨。C.可去除部分下外侧软骨外侧脚的头侧部分以增加旋转空间

分，将鼻翼软骨向头侧旋转，如旋转受阻，可修剪去除下外侧软骨外侧脚头侧部分软骨以增加旋转空间（图2-3-3），应注意至少应保留外侧脚宽度7mm。将向头侧旋转的下外侧软骨缝合固定到鼻中隔软骨上。

（4）视情况可修剪过长的鼻中隔软骨（图2-3-4）。

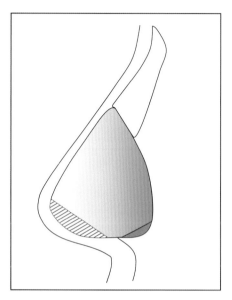

图 2-3-4 修剪过长的鼻中隔软骨

（5）在鼻翼软骨内侧脚间植入鼻小柱支撑软骨移植物（图2-3-5）。

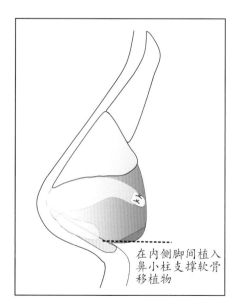

在内侧脚间植入鼻小柱支撑软骨移植物

图 2-3-5 于鼻尖内侧脚间植入鼻小柱支撑软骨移植物

（6）可根据患者的情况，于鼻尖处植入修饰软骨。

（7）于口内开口，切断降鼻中隔鼻翼肌（图2-3-6）。

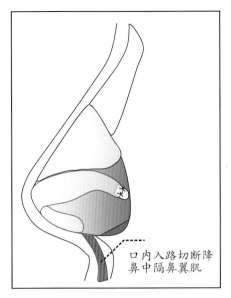

口内入路切断降
鼻中隔鼻翼肌

图 2-3-6 切断降鼻中隔鼻翼肌

（8）缝合各切口。

第四章

鼻头肥大矫正术

正常的鼻尖外形在基底面上呈三角形，而当鼻尖呈球形或盒形时，易给人以呆滞的感觉。

一 矫正方法

　　形成鼻尖宽大的最主要因素是两侧鼻翼软骨间的角度及穹隆间的角度（图2-4-1）。可以通过在术中改变鼻尖处鼻翼软骨间角度以及穹隆间角度来缩小鼻尖。

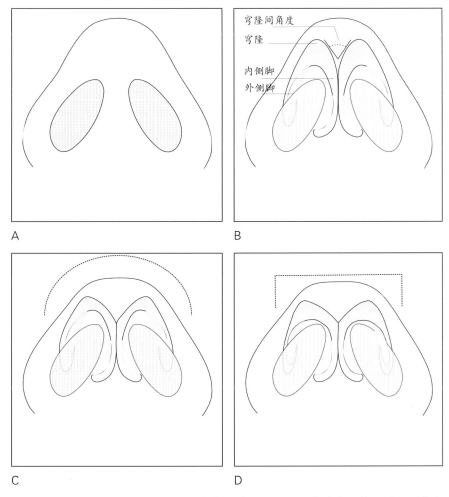

A

B

穹隆间角度
穹隆
内侧脚
外侧脚

C

D

图 2-4-1　鼻尖基底面外形。A. 正常鼻基底面。B. 显示鼻内鼻翼软骨时，正常鼻基底面外观。C. 球形鼻尖，鼻翼基底面外观。D. 盒形鼻尖，鼻翼基底面外观

手术方法（图 2-4-2）

（1）腔隙剥离：取鼻小柱W形切口并沿鼻孔缘向外延伸，在鼻翼软骨内侧脚浅面进行分离直至鼻尖后，用拉钩向上掀起皮瓣，紧贴鼻软骨表面向上分离，显露下外侧软骨，并游离软骨黏膜面。

（2）通过缝线缩小鼻尖：做穹隆间缝合，使穹隆间角度减少；做内侧脚缝合，使两内侧脚间角度缩小。

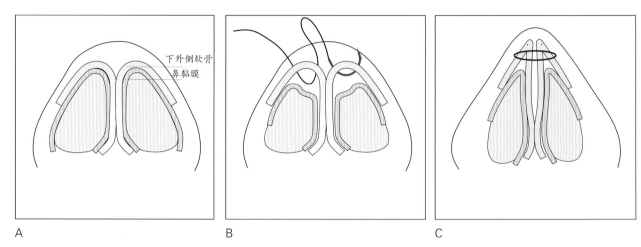

A　　　　　　　　　　　B　　　　　　　　　　　C

图 2-4-2　A. 鼻头肥大。B. 行内侧脚与外侧脚间贯穿穹隆缝合及穹隆间缝合以缩小鼻尖。C. 缝合后

第五章

鼻翼肥大矫正术

鼻翼外侧缘应与内眦处于同一垂直线上，当鼻翼缘外扩，超出内眦垂线时（图2-5-1），可行鼻翼外扩手术进行矫正。

一 矫正方法

鼻翼外侧最突出处及鼻翼基底的横向距离为鼻翼外扩的程度，手术则是通过缩短这部分距离来使鼻翼宽度接近鼻基底宽度（图2-5-2）。

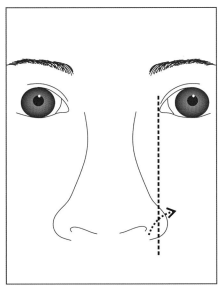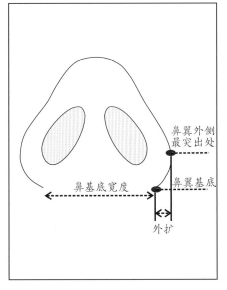

图2-5-1 鼻翼外扩，外缘超过内眦线　　**图2-5-2** 可根据鼻翼外扩的程度设计鼻翼切除范围

二 手术方法

（1）**鼻翼外扩，鼻孔大小正常时**：可以于鼻翼外缘切除部分皮肤及皮下组织（图2-5-3）。鼻翼外侧最突出处与鼻翼基底最外侧距离越近，手术切除的范围越小。

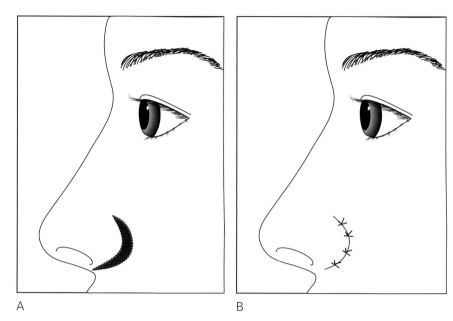

图 2-5-3　鼻翼外扩的矫正。A. 在鼻翼外扩位置切除部分组织。B. 缝合后鼻翼缩小

（2）**鼻翼不外扩，鼻孔大时**：可于鼻槛处设计切口，切除部分皮肤及皮下组织，减少鼻孔周长（图2-5-4）。

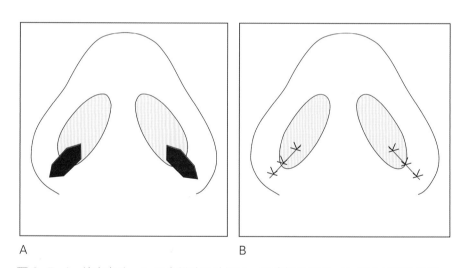

图 2-5-4　缩窄鼻孔。A. 于鼻槛处设计切口，切除部分组织。B. 缝合后鼻孔缩窄

（3）**鼻翼外扩，鼻孔大时**：可于鼻翼外缘及鼻槛处设计联合切口，同时缩小鼻翼外缘及减少鼻孔周长（图2-5-5）。

（4）**单纯鼻翼缘肥厚时**：于鼻翼缘纵向设计切口，切除皮肤皮下组织后缝合，使鼻翼缘变薄（图2-5-6）。

（5）**鼻翼缘肥厚，鼻孔大时**：可于鼻翼缘、鼻槛设计联合切口，切除部分组织后缝合（图2-5-7）。

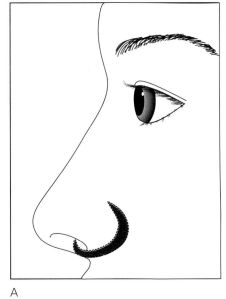 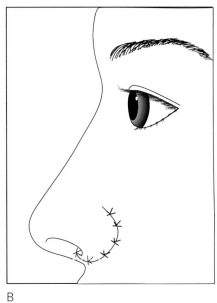

A   B

图2-5-5 鼻翼外扩矫正联合鼻孔缩窄。A.于鼻翼外扩位置及鼻槛处设计联合切口，切除部分组织。B.缝合后矫正的外形

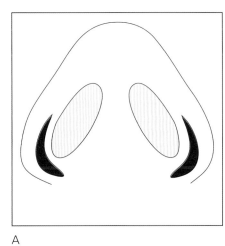 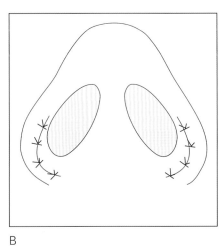

A   B

图2-5-6 鼻翼缘肥厚。A.于鼻翼缘设计切口，切除部分组织。B.切除部分组织并缝合后，鼻翼缘肥厚得到改善

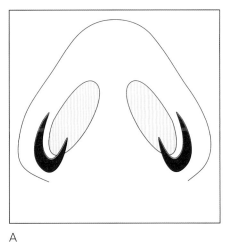 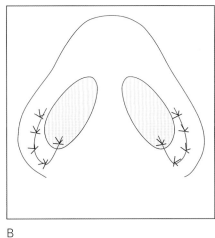

A   B

图2-5-7 鼻翼缘肥厚缩窄联合鼻孔缩小。A.于鼻翼缘及鼻槛处设计切口，切除部分组织。B.缝合后

第六章 鼻翼基底填充术

亚洲人面部特征之一是相对于凸出的颧部而言鼻旁区较为平坦，对鼻翼基底凹陷的患者用填充材料行鼻翼基底凹陷填充术可以改善中面部凹陷的外观，使面部看上去更加饱满而富有立体感，侧面轮廓也更符合面部美学标准。

一 矫正方法

通过口内入路，将修剪后的填充材料植入鼻翼基底处的骨膜下，通过材料的填充改善鼻翼基底凹陷。

临床上常用的填充材料有固体硅胶、多孔高密度聚乙烯（Medpor）、膨体聚四氟乙烯（e-PTFE）等。① 固体硅胶：一种理化性能稳定的高分子材料。优点：化学性能稳定，有良好组织相容性，刺激性小，易加工塑形；容易取出，耐老化，耐高温。缺点：由于硅胶无孔，组织不能长入，属包裹性愈合，易出现假体漂浮、晃动、下坠、外露及骨质吸收等情况。② Medpor：一种生物多孔性材料，孔径平均，空隙容积占整个材料的50%以上。优点：具有良好的生物相容性；无毒性、无排斥反应，不被吸收；由于植入体内后组织和血管可以长入材料孔隙内，为生长性愈合，故其硬度、牢固性、稳定性随时间的延长而增强。这些优点使Medpor成为较为理想的填充材料之一。缺点：硬度较大，不易塑形，假体植入后与骨面不易贴合，容易移位。③ e-PTFE：一种惰性膨体聚合物，由内在的聚四氟乙烯结构通过多方向的聚四氟乙烯纤维相连，具有超微多孔结构，植入机体后易于组织长入。e-PTFE材料质地轻柔，植入后不会因重力而逐渐移位，对组织局部压强小。容易塑形，可随意雕刻成医生所需的各种形状。术后外观更趋于自然。因其良好的生物相容性，避免了术后远期发生假体活动、假体外露的情况。e-PTFE是最佳软组织填充人工代用品之一。

二 手术方法

手术设计

（1）根据中面部的凹陷范围，在鼻翼两侧设计燕形剥离区及填充位置体表投影（图2-6-1），其影像区域可作为术中剥离范围。

（2）根据鼻翼基底宽度及凹陷程度，将假体雕刻成带有弧度的三角形外观，假体弧面符合鼻翼弧度，基底面宽，逐渐向上呈斜坡形状。

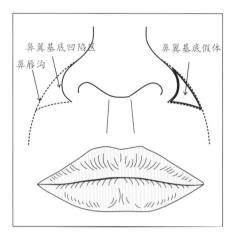

图 2-6-1　鼻翼基底假体填充位置

手术步骤

（1）采用口腔黏膜切口（图2-6-2）：在两侧尖牙上方前庭沟处，沿齿龈沟切开黏膜直达上颌骨骨膜下。

（2）根据中面部凹陷范围向内侧和两侧行骨膜下分离。内侧分离至近鼻前嵴和梨状孔侧缘；两侧剥离范围与术前标记线相同，稍大于假体即可。

（3）将已雕刻好的假体行骨膜下植入，沿梨状孔边缘弧度放置，可利用缝线或医用胶等固定假体。

注：如植入物为膨体，因其为多孔结构，血液进入微孔内可形成良好的细菌培养基，极易感染，所以，在植入假体前，可在雕刻成型后，将膨体置于装有20mL含庆大霉素的氯化钠溶液的注射器中进行注射器负压抽吸后浸泡以降低感染的发生概率。

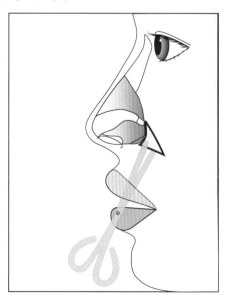

图 2-6-2　于口内入路填充鼻翼基底假体

补充

　　若同时行综合鼻整形手术，可采用手术切口植入假体。剥离鼻前嵴两侧的骨膜，在上颌骨骨膜下进行分离，向梨状孔及上颌骨凹陷处分离，直至术前标记范围；将假体沿切口处植入骨膜下，放置位置同上，无须固定，逐层缝合切口。

第七章 宽鼻矫正术

鼻背过宽的外形给人以蛙状外形的感觉，影响鼻部形状的整体和谐和美感，从美学的观点看，正面观外鼻两侧应有两条纵向的略向内陷的轮廓曲线，曲线上端与眉头部相连接。宽大的鼻背破坏了鼻正面曲线自然流畅的外观，难以产生美感；对于这类患者可进行鼻部截骨术，使鼻骨向中线靠拢，往往可以取得显著的美容效果。

一 矫正方法

截骨可使鼻骨在鼻面平面骨折（外侧截骨），内推宽大的鼻骨，使其形成青枝骨折；如内推效果不明显，可加以内侧截骨（于鼻中隔与骨交界处由鼻中隔旁向鼻骨的内眦方向截骨），使其可活动度加大。

二 手术方法

外侧截骨

1. 经皮外侧截骨的手术步骤（图2-7-1）

于鼻面沟截骨线的中点做切口，插入截骨刀至骨膜，于骨膜下进行分离。从梨状孔处开始至内眦平面进行穿孔，相邻两孔间隔约2mm。

沿鼻面沟设计截骨线，上至内眦连线，在设计线的中部做一约2mm的皮肤切口，通过此切口插入宽约2mm的截骨刀，直达骨膜下，用锤子敲打截骨刀尾部，当感到有一明显的突破感和截骨声音发生改变时，表示此点的骨质已被穿透。每当截骨刀移到下一个截骨点时，需要确认截骨刀尖端所接触的骨质位于设计线的正下方。当完成双侧截骨后，用手指将两侧鼻骨向内下方挤压，造成青枝骨折，使骨片向中线方向合拢，以重新塑形。

注：（1）外侧截骨时需在末端保留一块骨性三角即Webster三角，以防止内鼻阀塌陷。

（2）每个截骨点之间保持有2mm的正常骨质。

（3）截骨在骨膜下进行，可避免损伤内眦动脉。

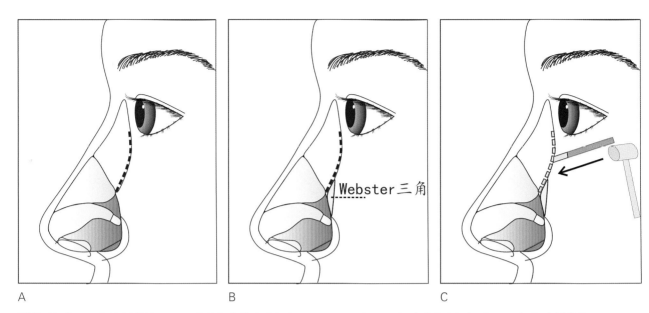

图2-7-1 A. 鼻外侧截骨。B. 于截骨起点处注意保留 Webster 三角，以免造成内鼻阀塌陷。C. 经皮外侧截骨

2. 鼻内连续外侧截骨的手术步骤（图2-7-2）

在双侧鼻腔内梨状孔处行纵向黏膜切口，长1.0cm~1.5cm，行鼻骨骨膜的剥离后，植入4mm的截骨刀，用骨锤敲击截骨，从下鼻甲附着水平开始截骨，截骨线由梨状孔沿鼻面沟直达内眦。将骨块向内下方挤压，使骨片向中线方向合拢，以重新塑形。

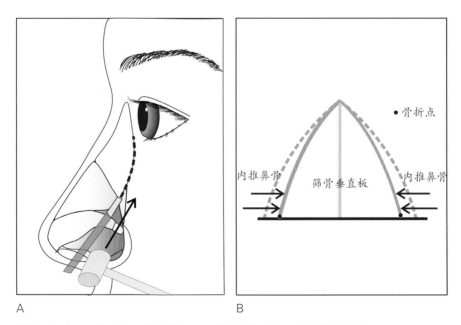

图2-7-2 A. 鼻内连续外侧截骨。B. 截骨后将鼻骨内推缩短鼻骨框架

内侧截骨

从鼻内入路，沿鼻中隔两侧进行鼻内侧截骨。鼻内侧截骨的作用可以使鼻内推的程度更大，在部分截断后即可完成充分内推（图2-7-3）。

　　取鼻小柱W形切口，并沿鼻孔缘向外延伸，在鼻翼软骨内侧脚浅面分离，直至鼻尖后，用拉钩向上掀起皮瓣，紧贴鼻软骨表面向上分离，直至键石区。用骨膜剥离子转为骨膜下剥离，直至鼻根点。内侧截骨起始于鼻骨和鼻中隔相接部，略向上外侧方向移行，不超过内眦线水平。植入4mm的截骨刀，用骨锤敲击截骨，截骨线在鼻根部稍下方向外侧移行。骨块大部分游离后，将骨块向内下方挤压，使骨片向中线方向合拢，以重新塑形。

　　注：尽量避免与外侧截骨线完全相交，以免术后鼻骨形态不稳，大多数情况下，在内、外侧截骨线不相连时也可较好地塑形鼻骨，可在塑形不满意时再连接内、外侧截骨线，以免骨块活动度过大。

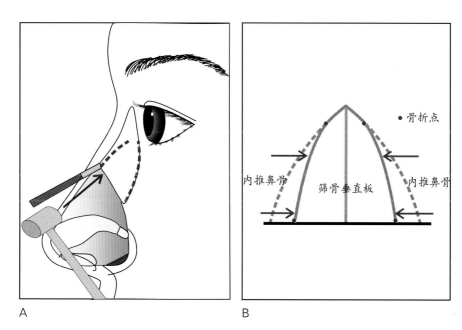

图 2-7-3　鼻内侧截骨。A.鼻内行鼻内侧截骨。B.鼻内侧截骨与外侧截骨联合可更大程度地内推鼻骨

第八章

驼峰鼻矫正术

驼峰鼻在鼻整形术中较常见，表现为鼻梁高拱，形成驼峰样的外鼻畸形。驼峰鼻畸形可分为先天发育性驼峰鼻和后天获得性驼峰鼻两种：**先天发育性驼峰鼻**主要是由先天性鼻骨发育有棘状隆起而造成的，并**常伴有鼻中隔软骨及侧鼻软骨的发育过长**，除形态异常外，并无功能障碍，不会影响嗅觉、发音及呼吸功能；**后天获得性驼峰鼻**主要是由鼻骨外伤扭曲愈合或后期骨痂增生造成的，**常常伴有歪鼻畸形**。

一　矫正方法

鼻根点位于两眉连线中点与两眼内眦连线中点的连线中点处，鼻尖点为鼻尖最突出点，鼻尖点与鼻根点可连接成一条直线。在女性中，鼻背应平行于该线并位于其后方2mm处（男性鼻背要比女性略高一些）。当鼻背高于此线时，称为驼峰鼻（图2-8-1），可行手术矫正。

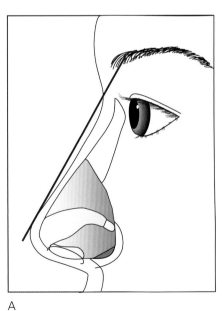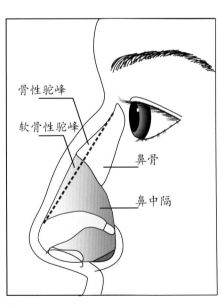

骨性驼峰
软骨性驼峰
鼻骨
鼻中隔

A

B

图2-8-1 A.正常鼻外观。B.驼峰鼻外观

分析认为，鼻驼峰的形成原因是鼻背的软骨和（或）骨性部分支架过高，因而手术需要将软骨及骨的突出部分去除以矫正驼峰。对于鼻骨去除后形成的缺损，可用外侧截骨内推使鼻骨相互合拢。

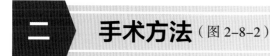

二 手术方法（图2-8-2）

（1）腔隙剥离：于鼻小柱处设计倒V形手术切口，延伸至两侧鼻翼缘黏膜，尾侧沿下外侧软骨尾侧缘外1mm走行，形成W形切口。在鼻翼软骨内侧脚浅面分离至鼻尖后，用拉钩向上掀起皮瓣，紧贴鼻软骨表面向上分离，直至键石区。用骨膜剥离子转为骨膜下剥离，直至鼻根点。

（2）软骨性驼峰去除：暴露鼻中隔软骨背侧后软骨部分驼峰可用直剪剪除。

（3）骨性驼峰去除：可用截骨凿按预先设计的截骨线凿除过高的鼻骨嵴。

（4）骨性驼峰去除后产生顶板开放较小时，可不予处理；顶板开放较大时，可植入假体/真皮脂肪垫覆盖（鼻根部低平，需增加鼻背高度时），或以鼻部外侧截骨内推来关闭顶板开放畸形，以重新形成鼻梁。

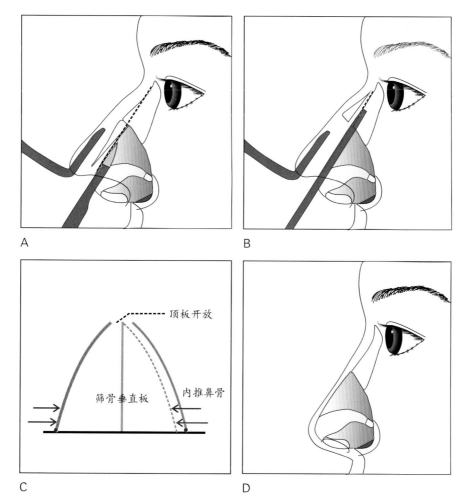

图 2-8-2　A.将过高的鼻中隔软骨修剪至正常高度。B.使用截骨刀或骨锉修复骨性驼峰部分。C.过多的截除骨性部分会形成顶板开放，可行鼻外侧截骨后内推鼻骨以关闭顶板开放。D.修正后外形

第九章 歪鼻矫正术

歪鼻是指鼻梁或鼻尖偏离中轴线0.2cm以上的鼻畸形，外伤导致的歪鼻常同时伴鼻中隔骨折或脱位，不仅影响鼻部外形，也可导致鼻腔通气功能出现问题。

一 矫正方法

对单纯的鼻骨歪斜可以采用截骨术将歪斜的鼻锥体推移至正中位；或在没有通气功能障碍的情况下，采用填充的方法，如使用硅胶或其他人工植入材料填充鼻骨凹陷处，以求鼻梁两侧的形态对称即可。

对伴有鼻中隔畸形者，由于鼻中隔的畸形不仅可导致鼻梁的歪斜，还常伴有通气功能的障碍，因此，鼻中隔畸形的矫正常是手术的关键所在。尤其是在治疗严重歪鼻中，鼻中隔畸形的矫正是使歪鼻恢复良好的形态和功能的根本保证。

二 手术方法

（1）采用开放式手术，于鼻小柱处设计倒V形手术切口，延伸至两侧鼻翼缘黏膜，尾侧沿下外侧软骨尾侧缘外1mm走行，形成W形切口。于上、下外侧软骨及鼻骨表面分离（图2-9-1）。沿下外侧软

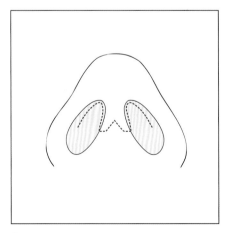 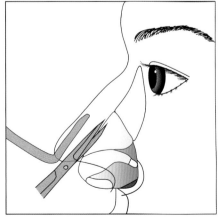

A   B

图2-9-1 A.手术切口。B.剥离手术腔隙

骨表面剥离时向内分离至内侧脚和鼻棘，向外分离至外侧脚与梨状孔连接处，使软骨张力完全释放，处于无束缚的状态，并掀起皮瓣。

（2）掀起皮瓣后，从两侧的鼻翼软骨内侧脚之间进行剥离，显示鼻中隔软骨的尾缘，于鼻中隔软骨表面注射1:200 000肾上腺素氯化钠溶液，形成鼻中隔软骨与黏膜之间的水分离。用骨膜剥离子广泛剥离鼻中隔软骨，上至筛骨垂直板，下至犁骨。并向前上方离断鼻中隔与上外侧软骨之间的连接，显示鼻中隔软骨在无张力状态下的形态（图2-9-2）。

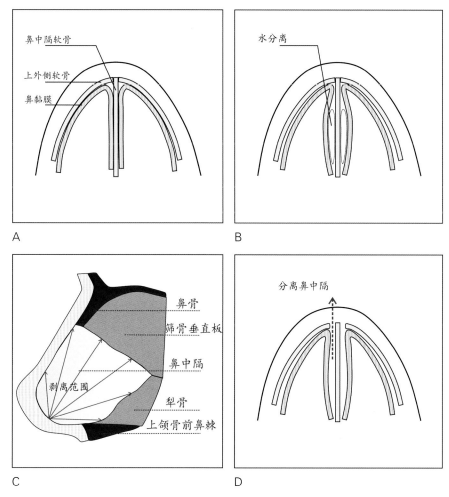

图2-9-2　A.鼻中隔分离前。B.在鼻中隔与黏膜间进行肿胀液注射，形成水分离。
C.于鼻中隔软骨表面进行剥离。D.离断鼻中隔与上外侧软骨之间的连接

（3）若为单纯的鼻中隔尾侧偏斜，可采用摇门式手术（图2-9-3），于偏斜的转折处离断鼻中隔，将偏斜的鼻中隔恢复至正中位固定。

（4）若为整个鼻中隔偏斜，则小心切断鼻中隔与筛骨垂直板和犁骨间的连接；取出中间部分偏斜的鼻中隔软骨，鼻中隔背侧和尾侧保留1~1.5cm宽的L形支架，L形支架背侧的凹面予以部分厚度切割（划痕）以使其舒展伸直，并将取出的软骨片修剪后缝合于凹陷侧，使鼻中隔软骨支架固定至中线位（伸直状态）。如鼻中隔偏斜较重，可在L形软骨支架背侧的软骨偏斜部分下方进行连续全层切开，以

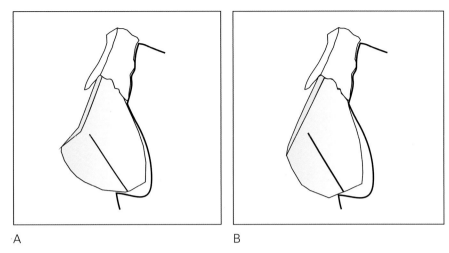

A

B

图2-9-3　A.单纯鼻中隔尾侧偏斜。B."摇门式"手术矫正鼻中隔尾侧偏斜

调直偏斜的鼻中隔，但其支撑力度减弱，可于鼻中隔背侧支架的双侧植入软骨移植物以加强支架强度（图2-9-4）。

注：

（1）若后方的犁骨及后上方的筛骨垂直板偏斜影响通气功能，则用咬骨钳将畸形部分去除，改善通气功能。

（2）鼻中隔软骨的前缘和尾缘要保留1.0 cm以上，以免由于大量软骨组织的去除，鼻中隔的两层黏膜愈合后，纤维组织挛缩对鼻中隔软骨的前缘和尾缘造成牵拉，导致鼻梁的塌陷畸形。

（3）剥离鼻中隔软骨时：① 选择不太锐利的剥离器，使用剥离器的两侧缘而不是其尖端进行分离。② 若将一处软骨膜或骨膜剥破，则不要再分离其周围的软骨膜或骨膜，以免破口扩大。③ 鼻中隔软骨与犁骨交界处难以分离，可用小圆刀沿犁骨上缘仔细切开骨膜，再向下分离。④ 不要撕破两侧相对应位置的软骨膜或骨膜，一旦出现这种情况，则不要去除该位置的鼻中隔软骨，立即修复破溃处，以免出现洞穿性缺损。⑤ 剥离前在软骨膜或骨膜下局部注射适量的生理盐水，可使其肿胀，便于剥离。

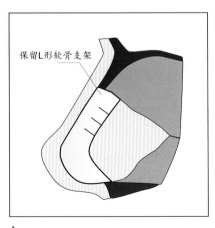

保留L形软骨支架

A

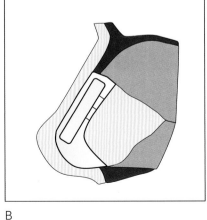

B

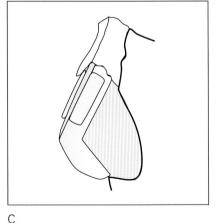

C

图2-9-4　A.L形支架背侧软骨偏斜部分下方全层切开。B、C.在L形支架背侧的双侧植入软骨移植物以加强支架强度

（5）若无法通过体内塑形矫正鼻中隔软骨畸形，可以将鼻中隔软骨全部取下，在体外重新塑形，然后回置于正中位，并于前鼻棘、鼻骨、上外侧软骨接合处缝合固定。

（6）矫正鼻中隔尾侧偏斜，于凸面楔形少量切除软骨，并在对侧凹面做划痕，调直鼻中隔并复位到中线，将鼻中隔尾侧软骨缝合至鼻棘骨膜，或通过鼻棘打孔与尾侧软骨缝合固定。植入板条形软骨移植物缝合固定于已调直的鼻中隔尾侧（图2-9-5）。

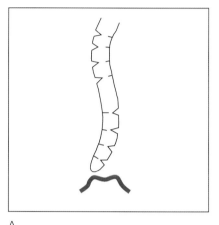
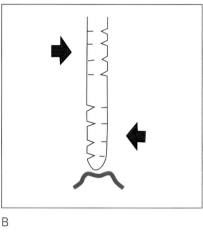
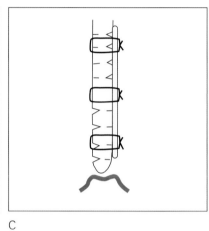

A B C

图 2-9-5 A. 鼻中隔尾侧偏斜，于凸面楔形少量切除软骨，凹面做划痕。B. 调直鼻中隔软骨，并将调直的鼻中隔尾侧与鼻棘重新固定。C. 植入板条形软骨移植物防止尾侧再次偏斜

（7）对伴有鼻骨偏斜的患者需行鼻骨偏斜矫正，行内、外侧截骨。首先凿开键石区鼻骨的两侧，凿子在近鼻根处转向外侧方。然后于两侧鼻前庭相当于上颌骨额突基底部的皮肤与黏膜交界处做一小切口，略分离骨膜表面，用鼻骨凿凿断两侧上颌骨额突，向上至内眦水平下，与上方正中的截骨线靠拢或相连，轻轻转动凿子，使骨组织移动，然后用手捏挤两侧的鼻骨，使之对称并靠拢于正中位。

注：若鼻骨偏斜严重，两侧的鼻骨明显不对称，可去除偏斜侧多余的部分，以求两侧鼻骨组织等长（图2-9-6）。

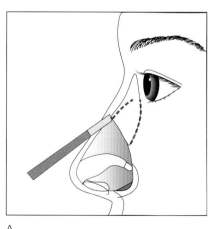
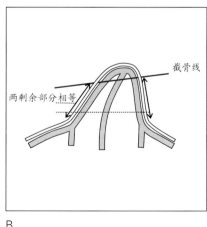
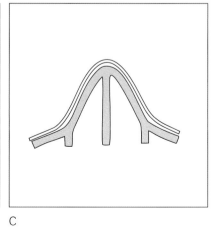

A B C

图 2-9-6 A. 行内、外侧截骨调直骨性偏斜。B. 若骨性偏斜严重，可在内侧截骨时不对称截骨，将多余的骨性部分截除。C. 不对称截骨后

（8）最后通过鼻翼软骨、软组织及皮肤的悬吊调节，使鼻中线恢复到正常位置。

（9）缝合皮肤。

第三篇

THIRD PART

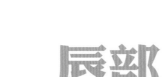

唇部
LIP

第一章 口角提升术

老化的口周组织会下垂，下垂的口角给人以不高兴甚至悲苦的外观感觉。

一 矫正方法

口角下垂大部分为先天性的，通常表现为双侧对称，其口角末段约10mm长度范围内的口裂向外下侧倾斜。引起这种面部征象的解剖学原理主要来源于两个方面：一是参与口角蜗轴的表情肌中，提口角肌群（颧大肌、提口角肌、颊肌、笑肌等）力量相对薄弱，静止状态下未能对抗来自重力及降口角肌对口角的下拉作用；二是口角外侧皮肤相对松垂冗赘，形成木偶纹，并且伴发口角下方嘴角纹，成为口角下垂的自然延伸。手术将口角上方皮肤切除，将口角向外上方移位，并离断降口角肌，以减弱其下拉力量。

二 手术方法

口角提升术1

1. 手术设计（图3-1-1）

第一条设计线*CB*：根据患者的口裂大小和比例，在口角皮肤与上红唇缘起始处，向上红唇缘设计

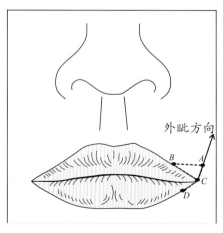

图 3-1-1　口角提升术的手术设计（1）

一条8~10mm的线。

第二条设计线*CA*：在口角皮肤与上红唇缘起始处，向外眦方向延伸画线5~6mm，为大致上提的高度（含矫枉过正），该边长的长度取决于患者要求上提的程度，同时可根据口裂长度及下垂程度进行调整。

第三条线*AB*：*AB*长度与*CB*长度基本一致（8~10mm），大致接近水平。

第四条线*CD*：在口角皮肤与上红唇缘的起始处，向下红唇缘设计一条线，长度为8~10mm。

2. 手术步骤（图3-1-2）

（1）沿设计线切开皮肤、皮下，去除三角形区域的皮肤，暴露深方蜗轴的肌肉组织。

（2）于口角下方潜行分离，暴露降口角肌，予以切除离断，使口角组织无张力情况下充分释放。

（3）将*C*点缝合于*A*点，将口角上提，逐层缝合。

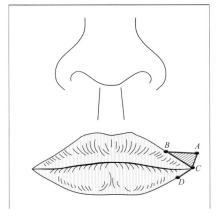
A

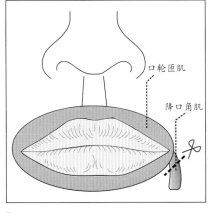
B

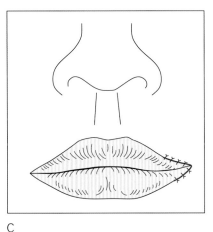
C

图3-1-2 A.口角提升术的切口。B.离断降口角肌。C.缝合后

口角提升术2

1. 手术设计（图3-1-3）

第一条设计线*CB*：与方法1的第一条设计线相同。

第二条设计线*CAB*：与第一条设计线起始点相同的弧线，首先由*C*点向内眦大幅度上升至*A*点，再逐步下降到*B*点。

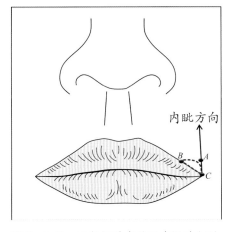

图3-1-3 口角提升术的手术设计（2）

2. 手术步骤（图3-1-4）

（1）沿设计线切开皮肤、皮下，去除弧形区域的皮肤，暴露深方蜗轴的肌肉组织。

（2）于口角下方潜行分离，暴露降口角肌，予以切除离断，使口角组织无张力情况下充分释放。

（3）逐层缝合切口。

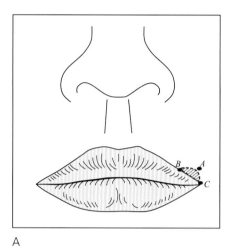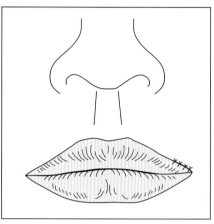

A

B

图3-1-4　A. 口角下垂矫正手术的设计。B. 缝合后

第二章 厚唇修薄术

口唇具有高度特殊化的表情功能，可以传达每个人的情绪及个性，近年来关注唇部的人越来越多。厚唇是指红唇部较肥厚，可同时发生在上、下唇，也可单发于上唇或下唇。

一 矫正方法

厚唇的特点为唇珠不明显，唇峰低平，起伏感不强。早期的手术方法为呈均一弧度的梭形切除，这只是单纯矫正唇的厚度，而忽视了唇珠、唇弓等生理亚单位的美观性；而通过设计M形的皮肤切口进行手术，可以更好地改善轮廓并突出唇珠。

理想的上唇、下唇的比例为1∶1.5，上唇厚度为6~8mm，下唇厚度为10~13mm，通过手术去除多余的唇部皮肤黏膜，并适当修剪组织后缝合可修薄唇厚度。

二 手术方法

1. 手术设计（上唇）（图3-2-1）

（1）标记出唇正中线*A*、两侧鼻孔中点至唇连线*C*及*C'*。

（2）切口上线：测量下唇的干唇厚度，以上唇、下唇比例1∶1.5设计上唇厚度，标记上唇切口上

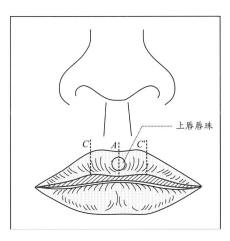

图 3-2-1 上唇修薄术的手术设计

085

线至C线和C'线处。在C与C'间唇珠下方两侧设计等腰V形切口，以保留唇珠的外形。

（3）切口下线：在患者轻微闭合口唇时露出的湿唇皮肤黏膜处标记切口下线。

> **补充**
>
> （1）应避免将切除范围大部分设计在干唇范围内，以避免术后湿唇过多地显露在外。
>
> （2）如唇珠不明显，可于上唇唇珠两侧设计红唇组织瓣，将红唇组织瓣向内翻转至唇珠黏膜下以加高唇珠。

2. 手术设计（下唇）（图3-2-2）

（1）切口下线：于干唇、湿唇交界处标记切口下线，可于中央部略向下倾斜以突显下唇唇珠。

（2）切口上线：在患者轻微闭合口唇时露出的湿唇皮肤黏膜处标记切口上线

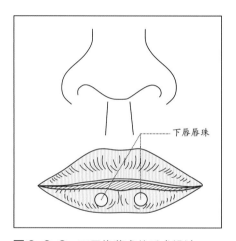

图 3-2-2 下唇修薄术的手术设计

3. 手术步骤

（1）于设计的切口线处切开并去除唇部皮肤黏膜，暂保留黏膜下筋膜。

（2）拉拢唇部，修剪去除突出的黏膜下筋膜，保留唇珠处的筋膜。

（3）缝合唇部皮肤黏膜。

> **补充　重唇**
>
> 重唇是较少见的先天畸形，多见于男性青年的上唇，常因近中线的两侧红唇黏膜下组织及黏液腺的增生而形成。其症状是在红唇的里面仍存在一条红唇，故称重唇。一般在闭口时畸形不明显，而在进食、说话等口唇运动时，可明显见到两层唇缘之间有深浅不等的唇沟，黏膜也常呈松弛下垂状。治疗的方法与厚唇修薄术相同。

第三章　薄唇增厚术

薄唇是指红唇较薄，给人以寒酸、单薄的印象，发生在青年人中的原因是青年人红唇发育过短，表现为显露很薄的一层红唇，一般较少见。

一　矫正方法

理想的上唇厚度为6~8mm，唇厚度<4mm时为薄唇。手术为于上唇黏膜设计双Y-V推进法矫正，Y-V推进法在增加唇的组织厚度的同时会增加唇横向的张力。

二　手术方法

1. 手术设计（图3-3-1）

在上唇的口腔黏膜上，设计两个横向、开口向外的Y形切口，即中轴合一，两开口在外侧。长度为1~1.5cm，两Y的分叉夹角根据红唇所需增加的量而定，夹角越大，则红唇增加的量也越多。

2. 手术步骤（图3-3-1）

（1）按设计线切开黏膜及肌层，深约5mm。

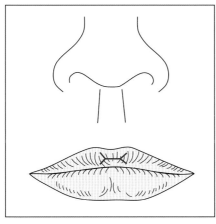 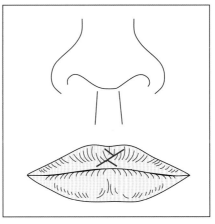

A　　　　　　　　　　　　　B

图 3-3-1　薄唇增厚术。A. 术前设计。B. 对皮瓣进行Y-V推进后行尖端相对或交错缝合以增加唇厚度

（2）将唇珠侧黏膜瓣分离，将两个V形三角瓣尖端向内推进。

（3）将两个V形瓣尖端相连或交错，用Y-V法缝合。

> **补充**
>
> 　　术中对两个V形瓣行无交错缝合，则红唇增加量少，适用于红唇轻度缺少者。对两个V形瓣行交错缝合，则红唇增加量多，但术后两侧增加量常不一致，需再次进行调整矫正。

第四章 大口缩小术

大口畸形是一种少见的面颈部先天畸形，一般称为巨口症，由胚胎发育时期上颌突与下颌突部分未融合或全部未融合所引起。大口畸形属于面裂的一种，可有单侧裂或双侧裂之分，多为单侧，以男性多见，一般裂隙止于颊部，严重者可形成面部横裂。

一 矫正方法

正常人当上、下唇轻闭时，理想的口裂宽度与眼内眦间距比例为3∶2，大约相当于平视时两眼瞳孔垂直延长线的间距。平均值为36~45mm。根据口裂横度的测量结果，可将大口畸形分为3度：Ⅰ度为口角位于瞳孔外侧缘垂线；Ⅱ度为口角位于眼外眦角垂线；Ⅲ度为口角位于外眦角垂线以外。手术于口角处设计上、下唇黏膜瓣，下唇黏膜瓣翻转后可作为大口缩小后的衬里，将口角处上、下切缘直接缝合，下唇黏膜瓣修剪至适当大小后向下翻转可覆盖剩余创面。

二 手术方法

1.手术设计（图3-4-1）

于上唇口角处设计皮瓣*ABC*，蒂位于上唇中央；于下唇设计皮瓣*BDE*，蒂位于下唇上方。

2.手术步骤（图3-4-1）

（1）沿*ABC*线及*BED*线分别切开。

（2）将两个三角形唇黏膜瓣掀起，将*BED*黏膜瓣翻转向内，作为上唇创面口腔面的衬里，缝合固定。

（3）在口角处上、下唇拉拢缝合。

（4）根据剩余创面大小及形态，将掀起的*ACF*上唇黏膜瓣修整后覆盖下唇创面，修整猫耳。

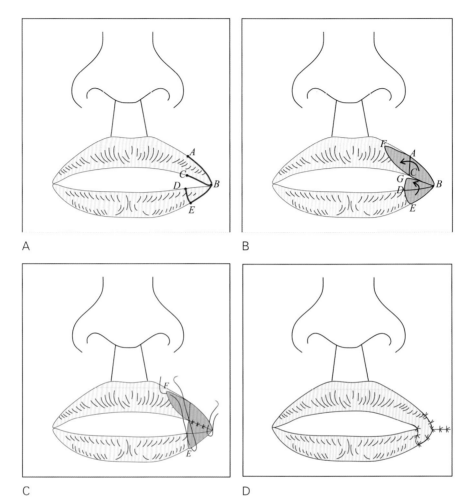

图3-4-1 大口缩小术。A.设计切口。B.掀起上、下唇黏膜瓣。C.将下唇黏膜瓣与上唇口内黏膜边缘缝合后,将口角处上、下唇拉拢缝合,并将上唇黏膜瓣修剪后向下唇覆盖。D.缝合后

第五章 小口开大术

小口畸形又称小口症，是指口裂较正常者要小，可分为先天性小口症和后天性小口症两种。先天性小口症为胎儿时期发育障碍所致，严重者可为无口症，口腔完全闭锁；后天性小口症最常见的为口周烧伤后瘢痕挛缩所致。

一 矫正方法

正常人上、下唇轻闭时，理想的口裂宽度与眼内眦间距比例为3：2，大约相当于平视时两眼瞳孔垂直延长线的间距。平均值为36~45mm。根据口裂横度的测量结果可将小口畸形分为3度：Ⅰ度为口裂大小等于瞳孔内侧缘间距；Ⅱ度为口裂大小等于内眦角间距；Ⅲ度为口裂大小小于内眦角间距。根据小口畸形的不同情况可选用不同的手术方法：如一侧口角红唇部粘连，可选用红唇组织瓣滑行修复；如红唇组织丧失较多或需要开大双侧口角，可采用颊黏膜瓣修复。

二 手术方法

1.滑行红唇瓣口角成形手术步骤（图3-5-1）

（1）设计新的口角位置点。

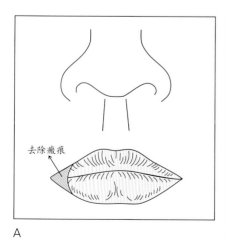
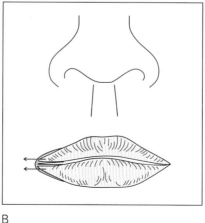
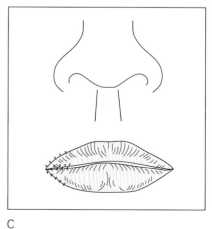

去除瘢痕

A   B   C

图 3-5-1 A.手术切口。B.将上、下红唇瓣推进至新的口角点。C.缝合

（2）沿口角设定点至口裂水平切开，直到口腔黏膜，将此区域内的瘢痕组织切除。

（3）将上、下红唇外缘及口腔黏膜各做一水平切口，形成上、下两个红唇组织瓣。

（4）滑行推进上、下红唇瓣至新的口角位置后缝合。

2.颊侧滑行黏膜瓣口角成形手术步骤（图3-5-2）

（1）设计新的口角点，将口角三角区的瘢痕皮肤切除，并沿红唇与口裂平行线切开，使口角增大。

（2）根据口角区缺损面积，在同侧口内黏膜设计一Y形切口，Y形三角黏膜瓣底部位于颊侧。

（3）切开颊黏膜，并行黏膜下分离，将Y形三角黏膜瓣尖端转向外侧口角与皮肤创缘缝合，形成新的口角。然后将上、下两块黏膜瓣的创缘做适当修剪，与上唇、下唇皮肤创缘缝合。

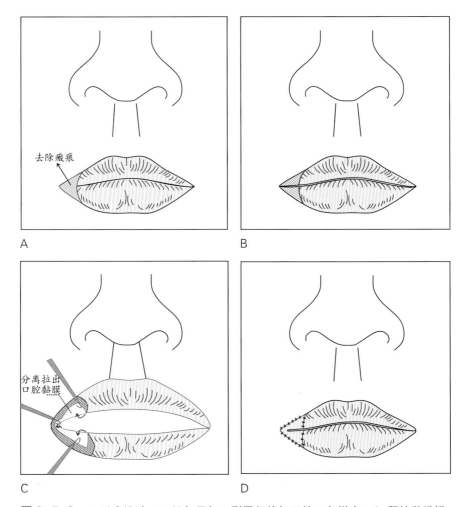

图 3-5-2　A.手术设计。B.沿红唇与口裂平行线切开使口角增大。C.翻转黏膜瓣。
D.缝合

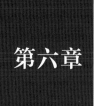

第六章 **上唇缩短术**

　　上唇人中的长度是从鼻小柱根部、双侧鼻孔与鼻翼基底到上唇红、白唇交界处之间的垂直距离。一般来说，随着年龄的增长，上唇白唇人中部位会下垂拉长以及上唇红唇会萎缩变薄，形成一种衰老的表象。即使对于年轻女性，上唇人中过长也会给人留下老气、刻板、严肃的印象。相反，短而上翘的上唇人中，能给人一种年轻、活泼、可爱的感觉。近年来，手术缩短人中长度逐渐受到人们的关注。

一　矫正方法

　　可通过切除上唇白唇多余的皮肤来矫正上唇的皮肤过长。早期的手术切口位于上唇红、白唇交界处，往往形成较明显的瘢痕。目前手术切口主要涉及鼻唇交界处，呈波浪形切除一条上唇组织后缝合，把瘢痕留在鼻槛下方的褶皱里，同时为避免张力过大复发及形成瘢痕，可于皮下口轮匝肌处设计A-T皮瓣，并将A-T皮瓣的交点牵拉固定于鼻中隔软骨的尾侧。

> **补充**
>
> 　　由于存在作用力及反作用力的关系，提升上唇的同时会对鼻小柱、鼻孔基底及鼻翼产生下拉的力量，可能会引起鼻小柱、鼻孔基底及鼻翼的下降，最直观的表现是鼻孔外露增加。所以当患者存在"朝天鼻"时，应慎重考虑。

二　手术方法

1.手术设计（图3-6-1）

　　上切口线：取上唇白唇上缘，即鼻小柱-双侧鼻孔基底-双侧鼻翼基底作为上切缘，呈波浪形标记切口上缘。

　　切除宽度（下切口线）的确定：根据面部下庭的黄金比例美学观点，鼻翼下缘到口裂的距离=1/3鼻翼下缘到颏部的距离。用前者减去后者得到缩短的基础宽度，然后根据患者的具体情况进行微调，包括是否喜欢放松状态下露齿、与年龄相关的皮肤松弛度等，再为术后反弹增加1mm的矫枉过正。

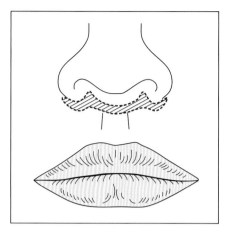

图 3-6-1　上唇缩短术的手术设计

2. 手术步骤（图3-6-2）

（1）沿设计线切开皮肤及皮下，去除皮肤条，暴露深部的口轮匝肌。

（2）沿口轮匝肌表面向红、白唇缘潜行分离，充分暴露两侧人中嵴范围内的口轮匝肌。

（3）设计T形切除范围，切除设计范围内的口轮匝肌，形成尖端向内上方的A-T口轮匝肌瓣，向内上方牵引并对上唇缩短满意后，用缝线将两瓣悬吊缝合于鼻中隔软骨尾侧。

（4）逐层缝合皮肤。

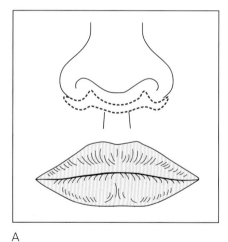
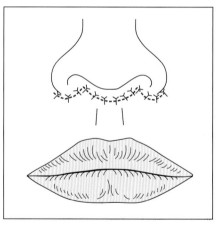

A　　　　　　　　　　　　B

图3-6-2　上唇缩短术。A.手术切口。B.缝合后

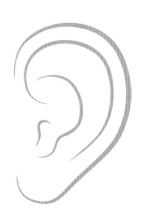

第四篇

耳部
EAR

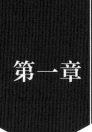

第一章 招风耳矫正术

招风耳是先天耳部畸形的一种，比较常见，其形成原因是胚胎期耳甲软骨的发育过度或者耳轮形成不完整，并且有遗传倾向。招风耳对机体的生理并无特殊影响，患者听力也正常。但是招风耳的耳廓在视觉上给人以位置过高和较为宽大的感觉，有碍于美观，容易使患者的心理有负面影响。尤其是对于儿童，为了保证其正常的心理成长，不被招风耳产生的负面影响困扰，需要及早地对其进行手术治疗。

一 矫正方法

招风耳具体表现为：①耳廓的上半部分扁平以致对耳轮形态消失，耳甲与耳周角度大于150°或者消失。②颅耳角增大，常达90°（正常为20°~30°）。③耳廓与颅骨的间距增大。④常伴有耳垂前倾。因此，招风耳整形的主要目的是形成理想的对耳轮形态、缩小颅耳角、减小耳郭至颅骨的距离以及改善耳垂前倾。其矫正方法为通过对软骨的重塑形成对耳轮，通过将耳甲软骨缝合至乳突的骨膜减少颅耳角的角度，通过去除部分耳甲软骨以减小耳廓与颅骨间的距离，通过去除耳后多余皮肤以改善耳垂的前倾。

补充

1.重塑对耳轮的术式

（1）Stenstrom刮痕法：在预形成对耳轮嵴的软骨表面进行适当的刮擦或刻痕，打破耳软骨原有的应力平衡，使之产生向后卷曲的应力。多与缝线法联合应用。

（2）Mustarde缝线法：通过缝线贯穿软骨进行褥式缝合，此法未切开软骨，因为软骨弹性较大，容易回缩，因此单纯靠缝合固定有一定难度。

（3）Converse软骨管法：通过切开软骨制作软骨管，对软骨形态进行重塑，术后效果维持较好，很少复发。

2.耳甲在招风耳中的作用（图4-1-1、图4-1-2）

耳甲在耳廓的整体形态中的重要性逐渐被人们认识到，因对耳轮及耳轮复合体安放于坚固的耳甲上，改变耳甲的大小及形状会对耳甲上的架构产生重大的影响。

耳甲大致有3种方法影响到招风耳的形态：①耳甲整体增大时，使耳从乳突表面远离并突出。②耳轮脚延长越过耳甲并形成一个硬的"软骨条"，把耳向外推。③耳甲腔和向上走行到对耳屏软骨之间的软骨连接成角的作用，会影响耳垂和耳下1/3的位置和突出情况。

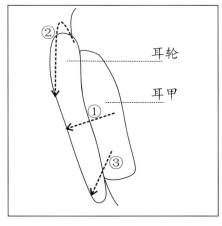

图 4-1-1 耳甲与耳轮

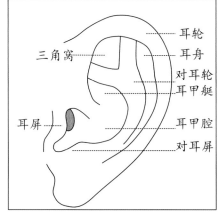

图 4-1-2 耳部

3.手术时机

　　耳的生长模式是影响手术时机的因素之一，根据Adamson等的观点，当一个孩子在3岁时，外耳就已达到成年人85%的大小。一般可在5~6岁时行手术治疗，此时耳廓仅与成人耳廓相差数毫米，手术对其的发育影响不大。亦有学者认为虽然在学龄前矫正招风耳很可能不会对耳的生长产生影响，但学龄前的孩子很少会关注他们的外貌，或在意他人对他们的评论，不会有迫切的愿望去矫正，从而很难配合术后的常规性工作，如包扎和活动限制，复发风险更大。

二 手术方法

1. 手术设计（图4-1-3）

　　（1）标记皮肤定点：将耳廓向颅侧轻压折叠，显现对耳轮和上脚的轮廓，以亚甲蓝标记（注意耳轮外缘至少需保留4mm宽的软骨，以维持耳轮缘的外形），在标记线对应耳廓后面标记出梭形皮肤切口的位置。

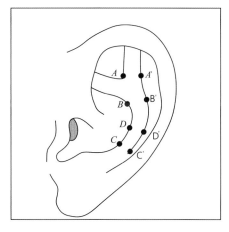

图 4-1-3 标记定点

（2）标记软骨定点：用注射器针头蘸取亚甲蓝，从耳前皮肤刺入，穿透耳软骨，于耳后皮肤穿出，使耳廓后面皮肤和软骨膜着色，共3~4点：三角窝和耳舟为A点、A'点，对耳轮分叉处为B点、B'点，对耳轮尾部两侧为C点、C'点，如果外耳长轴>6cm，则于外耳道平行线与新对耳轮交界处增加D点、D'点。

2. 手术步骤

（1）按标记部位切开皮肤，将皮肤、皮下组织在软骨膜表面向两侧分离，在中央轻轻切开软骨膜，用剥离器将软骨膜推向两侧，充分暴露软骨（图4-1-4）。

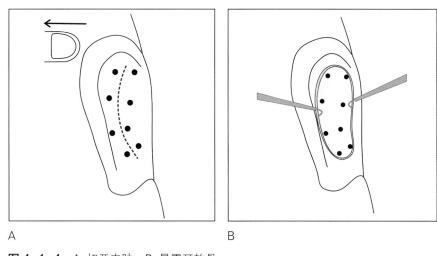

A

B

图4-1-4　A.切开皮肤。B.暴露耳软骨

（2）沿标记点在耳软骨表面做两道纵向切口，均至耳廓前面皮下，并在软骨表面做多条划痕（图4-1-5）。将拟形成的对耳轮轮廓的软骨向后卷曲形成软骨管，水平褥式缝合3~4针。缝合软骨时应有一定的边距，以防撕裂切割软骨，逐个打结以获得外形自然的对耳轮。

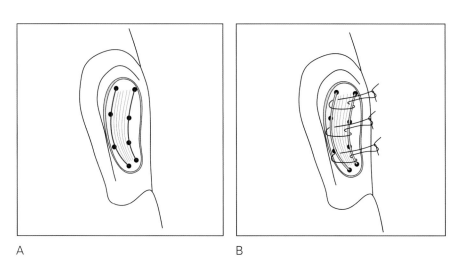

A

B

图4-1-5　A.切开耳软骨并做划痕。B.缝卷耳软骨

（3）自颅耳沟切除一条耳甲软骨以降低耳甲高度，将耳甲软骨缝合于乳突区颅骨骨膜上，使耳甲至乳突的距离＜2cm（图4-1-6）。

（4）适当去除耳垂后侧的多余皮肤，同时调整耳垂的位置（图4-1-7）。

（5）缝合皮肤，于耳周填塞棉球以帮助塑形（图4-1-8）。

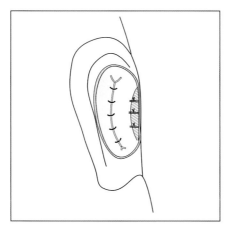

图4-1-6　缩小耳甲腔

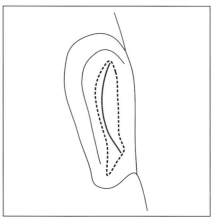

图4-1-7　去除多余皮肤，调整耳垂位置

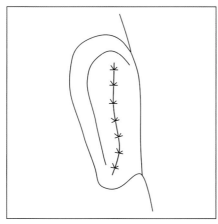

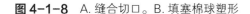

A

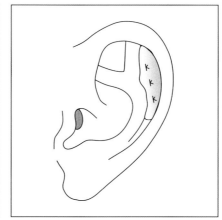

B

图4-1-8　A.缝合切口。B.填塞棉球塑形

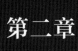

第二章　**杯状耳矫正术**

杯状耳又名垂耳、环缩耳，属于先天性畸形。畸形主要出现在耳廓的上半部，耳轮紧缩并向下卷曲，对耳轮消失或不明显。

一　矫正方法

杯状耳的特征为：①耳廓卷曲，耳廓上部下垂。②耳廓前倾，如招风耳。③耳廓长度变短。④耳廓位置低。手术将卷曲下垂的上部耳廓软骨掀起并重新定位缝合，以改善耳廓的卷曲及下垂。如伴有招风耳外形，则采用招风耳的手术方法矫正。

二　手术方法（图 4-2-1）

（1）在耳廓后内侧面做一与耳轮缘平行的切口。

（2）将上部耳廓软骨脱套，暴露卷曲变形的软骨，切断卷折的软骨，形成软骨瓣，将软骨瓣掀起放于耳舟软骨的后内侧面，缝合固定，如果耳轮缘卷曲不明显，可应用划痕法使其卷曲。

（3）矫正耳廓上部外形后，如伴有招风耳外形，可用招风耳矫正方法进行矫正。

（4）缝合后，耳舟需填塞纱布以支持塑形。

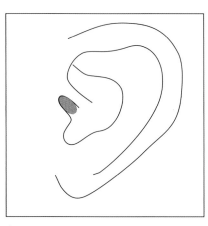

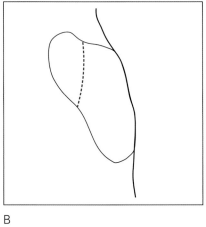

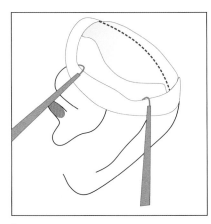

A　　　　　　　　　　　　　　B　　　　　　　　　　　　　　C

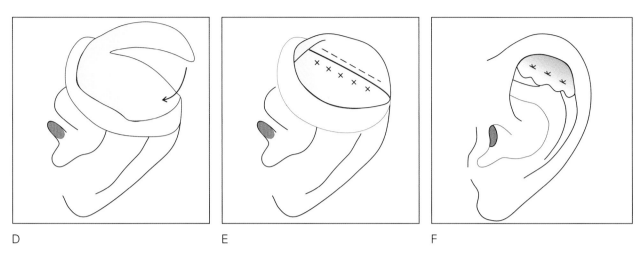

D   E   F

图4-2-1 杯状耳外形矫正。A.杯状耳外形。B. 于耳后设计切口。C.切开皮肤后将上部耳廓软骨脱套。D.切断卷折的软骨形成软骨瓣。E.将其固定于耳舟软骨上。F.以棉球填塞固定

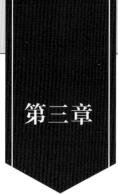

第三章 耳垂缺损再造术

耳垂缺损可因先天或后天创伤（烧伤）或感染及意外伤所致，无任何功能性障碍，但耳垂缺损造成的畸形部位难以用头发遮挡，对外观有较大的影响，患者多存在耳垂再造的需求以满足其心理，在临床上对于各种原因导致的耳垂缺损均采用手术方法进行整形修复。

一 矫正方法

矫正耳垂缺损的方法较多，其原理大多为利用周围皮肤组织，通过旋转、折叠皮瓣的方式来重新形成耳垂。皮瓣的供区通过植皮或直接拉拢缝合来处理。

二 手术方法

▶ Limberg瓣法（图4-3-1）

耳垂的缺损从前后位观察，可呈现约等边三角形或扇形缺损，故可在原耳垂下方的颊侧设计Limberg瓣，皮瓣移位后折叠形成耳垂，实为两个折叠的三角形瓣。

1. 手术设计

于耳垂缺损下方根据耳垂缺损的程度和范围，邻接耳垂缺损残迹缘引平行线，设计Limberg瓣ADEF，其瓣长约为缺损边长的2倍，宽略大于耳垂缺损游离缘（弧形线），蒂端位于耳垂缺损区前下方。

2. 手术步骤

（1）于耳垂缺损区沿边缘切开，形成创面。

（2）沿设计线切取Limberg瓣ADEF。对于皮瓣臃肿者，可适当去除脂肪，保留真皮下的血管网。

（3）将掀起的皮瓣ADEF转移至耳垂缺损区ABCD，将D点与B点对位缝合，F点与D点对位缝合。

（4）将皮瓣远端部分BCD按耳垂缺损形态向后折叠，与残端创面缝合，形成新耳垂。

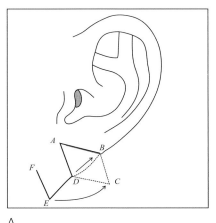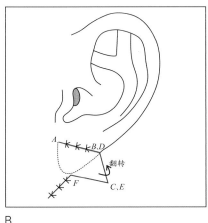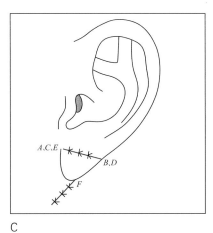

| A | B | C |

图 4-3-1　A. 切开皮肤。B. 将皮瓣转移至耳垂缺损区。C. 将皮瓣远端向后折叠并缝合

耳后双叶瓣法（图4-3-2）

应用乳突区双叶皮瓣是修复耳垂缺损的常用术式，皮瓣掀起后相互折叠，沿耳垂缺损缘缝合形成新耳垂，外形及质地较好，具有血供丰富和色泽、质地优良等优点，但该术式供区多需要用皮片移植修复，术后皮片存在色素沉着、皮片收缩引起耳垂形态改变等缺点。本文介绍的术式由此法改良，于供区下方设计风筝皮瓣，将风筝皮瓣向上推进后，供区创面可直接拉拢缝合。

1. 手术设计

于耳垂缺损下方根据耳垂缺损的程度和范围，在耳垂缺损残迹缘引水平线设计耳后双叶皮瓣，每叶均要比健耳稍大些，后叶比前叶稍大些，皮瓣的长度至少是再造耳垂宽度的 2.5 倍，宽度根据再造耳垂的高度来定。于耳后双叶瓣下方设计小于双叶瓣的三角形风筝瓣。

2. 手术步骤

（1）于耳垂缺损区沿边缘切开，形成创面。

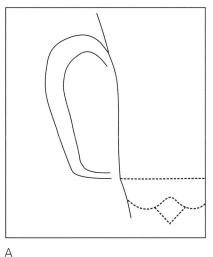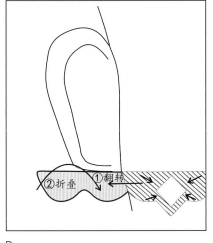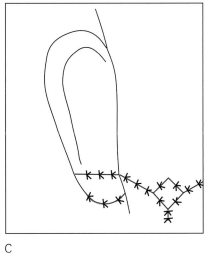

| A | B | C |

图 4-3-2　A. 切开皮肤。B. 将皮瓣转移至耳垂缺损区并折叠成耳垂形状。C. 将耳后风筝皮瓣向上推进，缝合供瓣区

（2）沿设计线切取耳后双叶瓣。对于皮瓣臃肿者，可适当去除脂肪，保留真皮下的血管网。

（3）将掀起的双叶皮瓣转移至耳垂缺损区，并将双叶皮瓣折叠形成耳垂形状，调整形成的耳垂大小及形态后缝合。

（4）于耳后设计的三角形风筝皮瓣周围切开，保留皮下组织蒂，将风筝皮瓣向上方做 Y-V 推进，居于供区创面中央位置，将周围切口与风筝皮瓣直接拉拢缝合。

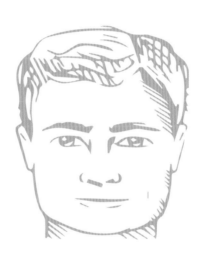

第五篇

FIFTH PART

面部骨性轮廓

FACIAL SKELETAL
CONTOUR

第一章 下颌角截骨术

随着审美意识的提高和整形技术的进步，人们越来越重视面部的骨骼形态，下颌角肥大在我国十分常见，且以骨性肥大为主。东方民族传统以椭圆形或"鹅蛋"形脸为美，下颌角肥大会导致下1/3面部宽大，呈方形甚至梯形，这与审美标准显然不符，特别是女性下颌角肥大会使人显得缺乏温柔、秀美等女子特有的气质。

一 矫正方法

下颌角肥大（图5-1-1）的临床特征是下颌角低垂，向后下方突出，下颌角角度变小，下颌角距耳

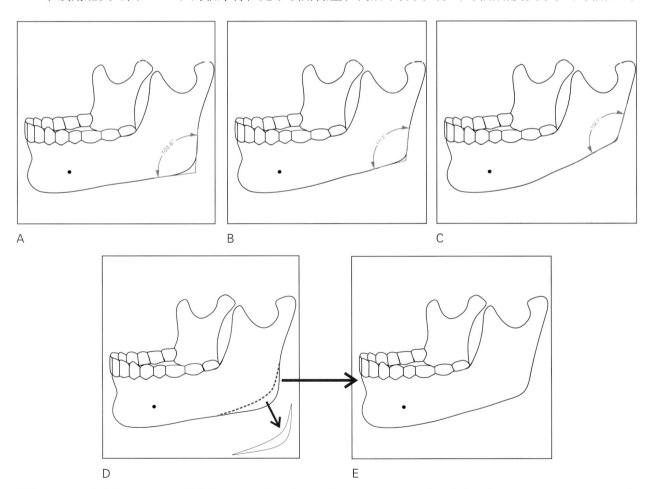

图5-1-1 下颌角角度及下颌角截骨术。A.下颌角角度过小（＜110°）。B.下颌角角度正常（110°~120°）。C.下颌角角度过大（＞125°）。D、E.下颌角截骨术

垂之间的距离过大，甚至超过3cm（一般来说，下颌角距耳垂下方2cm左右比较合适）。下颌角张开度数越小，下颌角肥大越明显，当侧面X线片显示下颌角张开度数＜110°时，可行下颌角截骨术改善肥大的下颌角，这对侧面部的弧度有很大改善。

二 手术方法

1. 手术设计

（1）手术安全区域：在下颌曲面层X线片上，标记下颌骨升支前缘垂线与下颌骨下缘交点，以及下颌咬合平面与下颌骨升支后缘交点，两交点连线，为下颌角的安全截骨线（图5-1-2）。

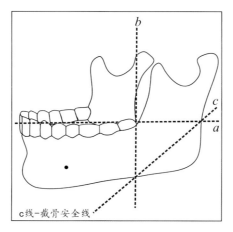

图5-1-2 *a*线为咬合平面水平线。*b*线为下颌升支前缘垂线。*c*线为水平线与下颌升支后缘交点和垂直线与下颌下缘交点的连线，*c*线为安全截骨线

（2）截骨方式的选择：

·常规的下颌角截骨术大多为线形截骨，再以磨头打磨或再次通过线形截骨打磨棱角（图5-1-3A）。

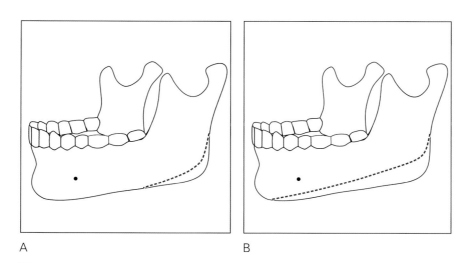

A   B

图5-1-3 A.常规的下颌角截骨术。B.V-line 截骨

· V-line截骨据此而改进，在下颌管的下方，将截骨线向下颌体下缘甚至颏部延伸，以获得流畅的线条与颏部缩窄效果（图5-1-3B）。

2. 手术步骤（图5-1-4）

· 切口起自口内下颌骨升支下前缘的外侧，沿前庭沟外侧黏膜向前延伸至下颌第1前磨牙，于骨膜下进行剥离，并剥离咬肌、翼内肌和翼外肌附着部，充分显露下颌骨升支中下部、下颌角和下颌骨体。妥善保护颊神经。

· 用球钻或摆动锯在骨面做截骨标记线，用摆动锯进行下颌角切除。

· 用凿子揳入截骨线，扩开截骨处后使用骨膜剥离子掀起下颌角并取出。

· 在下颌角切除后会在截骨部位形成新的截骨尖角，可用旋转磨钻打磨或沿下颌下缘再次进行截骨以形成圆滑过渡（V-line截骨由于为长曲线截骨，不形成尖角）。

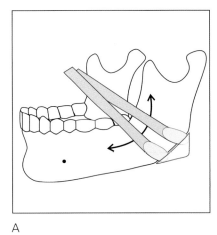 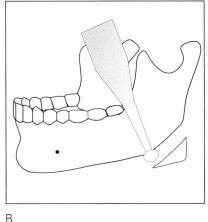 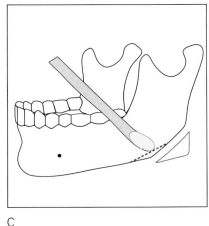

A　　　　　　　　　　　　　　B　　　　　　　　　　　　　　C

图 5-1-4　下颌角截骨术。A. 在口内切口至骨面后于下颌支外缘及后部进行剥离，使用摆动锯截骨。B. 新形成的尖角可用旋转磨钻打磨。C. 也可再次截骨以消除尖角形成圆滑过渡

补充　**常见并发症及处理**

（1）不对称畸形：由于截骨术大多在盲视或半盲视下进行，很难做到两侧截骨量完全一致。当术中出现两侧截骨量不一样时：如果相差较少，可在截骨量少的一侧打磨；若相差较大，可再次截骨。

（2）第二下颌角：直线截骨时，原下颌角角度越小或截骨量越大越容易造成截骨后下颌下缘棱角出现，称为"第二下颌角"。有些在外观上并不明显，但患者常诉触摸时感觉棱角很明显。通过弧线形截骨或者直线截骨后对边缘加以打磨可避免"第二下颌角"的产生。

第二章 **下颌角外板劈除术**

中下面部较宽常是由于下颌角及腮腺咬肌区宽大所致，如发生在女性中往往给人一种粗犷、男性化、有欠温柔之感。因此，通过美容整形术将面部正面轮廓缩小，是目前面部轮廓整形中较为流行的手术。

一 矫正方法

造成中下面部过宽的主要原因是下颌角肥大导致两侧下颌角间距过宽，因此对于下颌角张开角度正常及侧面轮廓基本正常但正面观下面部宽大者，可行下颌角外板劈除术，以减少下颌骨两侧骨质厚度，缩窄下面部宽度，而且基本维持了下颌的侧方轮廓。

注：根据不同患者的面部轮廓特点，有时可采用下颌角截骨术联合下颌骨外板矢状劈除术来矫治正面及侧面轮廓问题。

二 手术方法

1.手术设计（图5-2-1）

在矢状面，从下颌支中下部分开始将下颌角至颏孔区域外侧的骨板劈开并截除（保留内侧骨板及下牙槽血管神经束），使下颌宽度缩窄。

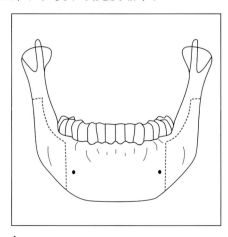
A

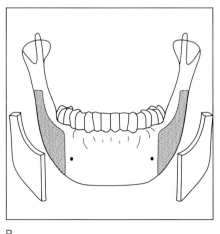
B

图5-2-1 下颌角外板劈除术的原理。A.宽大的下颌骨。B.行下颌骨外板劈除术后，下颌骨宽度缩窄

2.手术步骤（图5-2-2）

（1）沿颊龈沟切开自下颌骨升支前缘至下颌第2磨牙水平的口腔黏膜，进行骨膜下剥离，显露下颌骨，尽量彻底剥离下颌骨升支外侧板中下段及下颌水平部、下颌下缘、下颌角和下颌角后缘的骨膜以及肌肉韧带附着部。

（2）应用往复锯或球钻或搭配使用两者做标记线，使标记线刚好达到骨松质。

（3）使用钻孔器在沟槽内间隔2~3mm向下颌骨内侧钻孔，形成隧道。

（4）用薄刃骨刀插入骨切口内，轻轻敲击骨刀，逐渐劈开下颌骨外板。

（5）取出骨外板后用小圆钻修整凸起及不平整处。

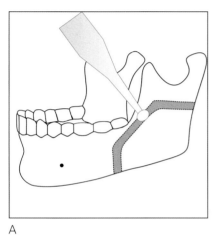 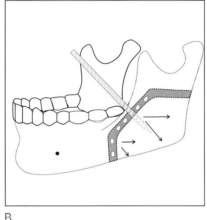 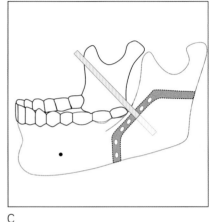

图 5-2-2　下颌角外板劈除术。A. 应用球钻做标记线，使标记线刚好达到骨松质。B. 用钻孔器在沟槽内间隔 2~3mm 向下颌骨内侧钻孔。C. 用骨刀劈开下颌角的骨外皮质

补充　**下颌角截骨术与下颌角外板劈除术的术式选择**

下颌角肥大分为A、B、C共3种类型。

A类：下颌角向后下方突出，侧面观可见下颌角变锐，张开角度＜110°。这种类型可以采用下颌角截骨术进行矫正（图5-2-3）。

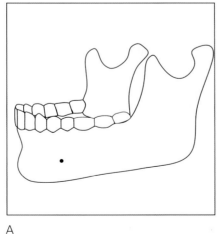

图 5-2-3　A. 下颌角向后下方突出。B. 下颌角截骨术

B类：下颌角侧方张开角度（120°左右）及侧面轮廓基本正常，只是下颌角区及下颌体外展，下面部正面显得宽大。可采用下颌角外板劈除术进行矫正（图5-2-4）。

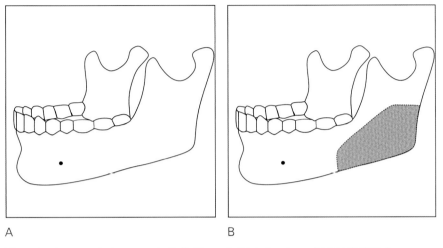

A   B

图5-2-4 A.下颌角区及下颌体外展，下面部宽大。B.下颌角外板劈除术

C类：下颌角既向后下方突出，下颌体与下颌角又向侧方外展。可先行下颌角截骨术，再行下颌角外板劈除术进行矫正（图5-2-5）。

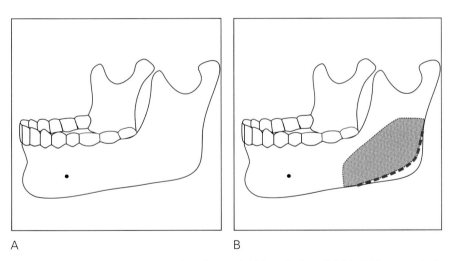

A   B

图5-2-5 A.下颌角既向后下方突出，下颌体与下颌角又向侧方外展。B.下颌角截骨＋外板劈除术

第三章

假体隆颏术

颏部外形具有鲜明的个性特征，是颜面部重要的结构之一。其自身形态位置以及与上中面部的协调比例关系是构成面部美学的重要因素之一，并影响唇部的形态和功能。

一　矫正方法

下颏的假体移植主要是为了增加颏部的前突度，同时也可以改善侧面的轮廓。假体植入后虽不能改变颏部的垂直高度，但常常会给人以颏部"变长"的感觉（图5-3-1）。

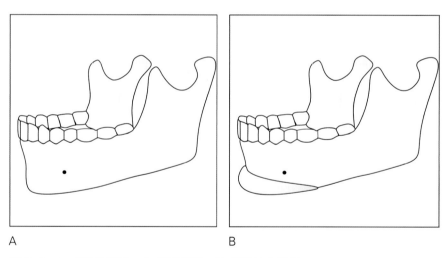

A　　　　　　　　　　　B

图 5-3-1　假体隆颏术。A. 颏部短缩。B. 假体植入隆颏

二　手术方法

1.手术设计

颏部的美学标准：①颏适度的前翘。②下唇与颏之间有明显的生理学、美学凹陷。③颏颈角明显。④闭嘴、平静的状态下，唇前缘在鼻尖与颏前缘连线之内。与患者交流其对于颏部术后改善的要求，针对患者颏后缩或小颏的具体特点，标记中线位置，确定颏部正中线，设计假体大概植入部位及确定假体的大小和形态，用画线笔在颏部皮肤上标识出手术剥离范围，并用碘酊固定。

补充

1.定位方法1

鼻尖点与颏前点的连线称为审美平面（Esthetic Plane），又称EP线。

用EP线评价面部协调性，但不准确，受鼻长度及唇突出度的影响较大，EP线常用来评估上、下唇突出度。正常情况下，上唇在审美平面后方1~2mm处，下唇稍靠前，几乎与EP线相接（图5-3-2）。

2.定位方法2

鉴于Dallas的方法，在面部联合整形时，可采用鼻唇颏平面（NLCP）确定理想的下颌突出度。

（1）首先需要确认理想鼻长度，中面部及下面部正常情况下长度相等，各为面部的1/3，在颏部短小时，则采用中面部长度×0.67计算理想鼻长度（RT）。

（2）在确定理想鼻长度后再分析下颌突出度，在1/2理想鼻长度处和上红唇最向前突出的点之间画线（图5-3-3），则为鼻唇颏平面（NLCP），女性理想的下颌突出度应在这条线后面3mm处，男性理想的下颌突出度大约在这条线上。

3.颏唇沟与隆颏

颏唇沟是隆颏术中需要考虑的一个重要因素（图5-3-4）。

如果颏唇沟较深，填充较厚的假体会导致颏部过分前突，加重颏唇沟的不自然外观，因此需要将填充假体的厚度减少。

如果颏唇沟位置较高或不明显，颏部区域会显得过大，此时需要将填充假体的高度降低并调整假体的位置，使得假体仅仅矫正突出度，而不抬高颏垫上部。

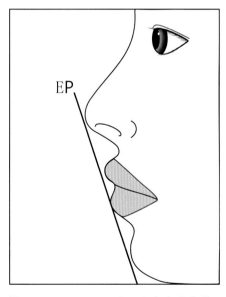

图 5-3-2　用于评价唇突出度的审美平面

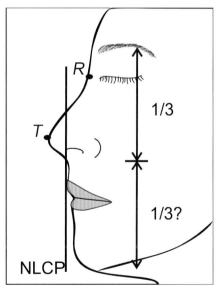

图 5-3-3　NLCP 是通过理想鼻长度的 1/2 处与上红唇最向前突出的点连线，可用于评估颏部理想位置

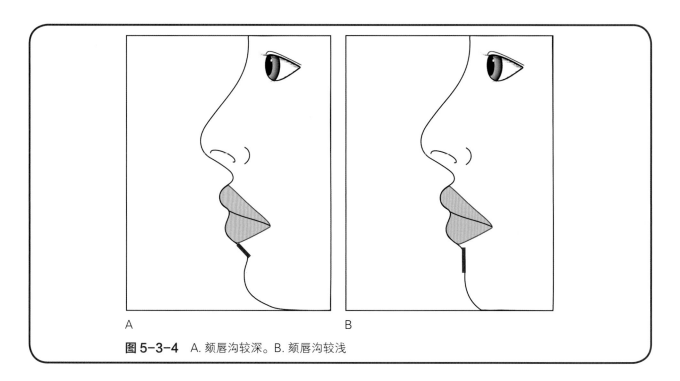

图 5-3-4 A.颏唇沟较深。B.颏唇沟较浅

2.手术步骤（图5-3-5）

（1）手术采用口内入路，于下唇唇龈沟唇侧切开黏膜，长度约2cm，切开骨膜达颏骨表面，用骨膜剥离子剥离，分离腔隙以能植入假体且固定为适度（分离过程中可不切断颏肌，以防止上提下唇的力量减弱。若颏肌力量过强，术后为防止假体移位，可考虑术前注射肉毒素来改善）。

（2）将雕刻好的假体贴附于颏骨表面，调整至理想位置后，用注射针头自皮肤穿刺固定假体，将假体上缘与肌层缝合固定。

（3）逐层关闭切口，局部塑形后包扎固定。

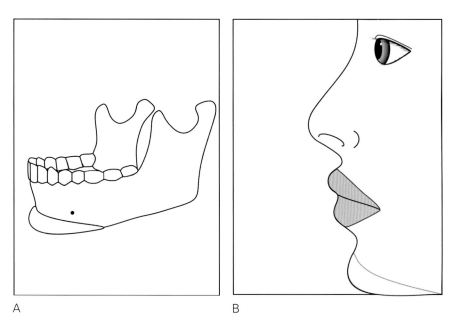

图 5-3-5 假体隆颏术。A.通过口内入路进行操作。B.植入假体

补充 假体的雕刻

（1）假体的长度：假体的两翼不宜过短，逐渐变薄，以免形态明显。

（2）假体的宽度：宽度比颏下点到颏顶点的垂直距离小0.5cm为宜。

注：·颏下点：颏部最下点。

·颏前点：颏部最突出点。

·颏顶点：颏前点与颏下点之中点。

（3）假体的厚度：遵循术前规划的两个指标确定颏假体所需厚度，假体中间最高，逐渐向两侧过渡变薄。

（4）假体的腹侧：将假体的腹侧与颏骨尽量贴合，术后不易移位，可避免假体中央悬空、固定不理想，且术后颏部隆起的效果比实际要高。

（5）假体外缘：两翼及上、下边缘与颏骨交界处尽量雕刻得较薄并且平顺，使假体边缘过渡良好、自然。

第四章 颏成形术

端庄柔和的面部轮廓给人以愉悦的感觉，颏部是面部较为突出的部位之一，无论是正面还是侧面，对于颜面整体轮廓均有重要的影响，如果颏部发育不良或后缩，则会给人一种胆怯、懦弱的印象。

一 矫正方法

颏成形术是一种通过颏部截骨后移位、去除或者增加骨块以改变颏部大小（形状）的方法。常见的术式有颏前移、颏后退、颏延长、颏缩短、颏缩窄、颏加宽及颏偏斜矫正等（图5-4-1）。

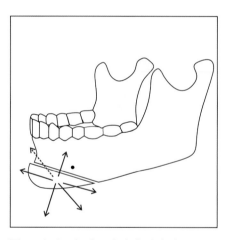

图 5-4-1　颏成形术有多种术式

二 手术方法

手术方法（以颏前移为例）（图5-4-2）

（1）切口在双侧第1前磨牙黏膜间，呈弧形，在唇系带处呈倒V形，避开唇系带，切开至骨膜后进行剥离，暴露颏孔并保护好颏神经、血管束。

（2）于颏部中线、两侧尖牙下的骨面做3条垂直方向的对位标记线。

（3）标记骨切开线，自切牙根下至少5mm及颏孔下方5mm处画线，沿下颌体下缘向后延伸至第1磨牙。

（4）用往复锯切割至完全切开舌侧骨板，如未完全切开，可轻凿骨刀将残余骨连接断开。

（5）当颏部骨连接被完全离断后，钳夹骨块逐渐前移（前移距离一般不超过上方骨质厚度，以免前移骨块后，正中失去骨连接导致固定不稳和延迟愈合）。

（6）使用钛板固定。

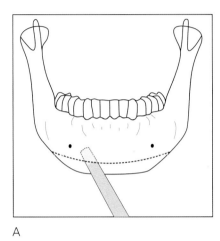
A

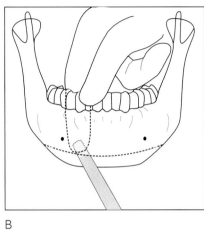
B

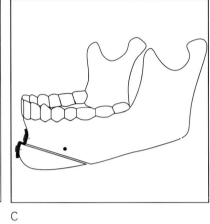
C

图 5-4-2　颏前移。A. 用往复锯切割至舌侧骨板完全切开。B. 可将手指置于舌侧感受切割深度，如未完全切开，可轻凿骨刀将残余骨连接断开。C. 使用钛板固定

补充　手术方法（颏成形其他术式）

1. 颏后退

截骨后将骨块向后推移固定（图5-4-3）。

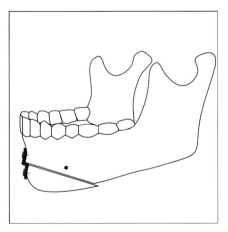

图 5-4-3　截骨后将骨块向后推移固定

2. 颏延长

截骨后，在中间间隙以自体骨进行填充，自体骨可取自下颌角或髂骨等（图5-4-4）。

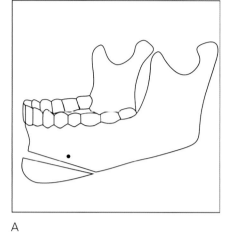
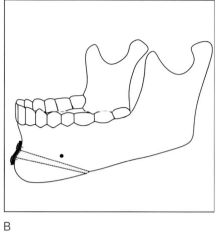

图 5-4-4 颏延长。
A. 截骨。B. 中间间隙填充自体骨

A　　　　　　　　　　B

3.颏缩短

一般设计两条截骨线，先行下方截骨，然后做上方截骨，去除其间的骨块（图5-4-5）。

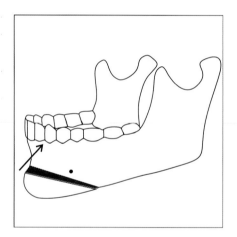

图 5-4-5 颏缩短，设计两条截骨线，去除中间部骨块

4.颏缩窄

（1）水平颏成形截骨后，切除颏正中部骨块，再将两侧骨块对合（图5-4-6）。

（2）磨削颏部两侧，可与下颌角截骨联合进行。

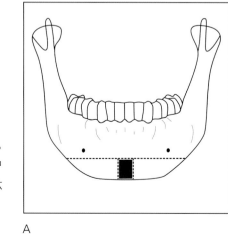
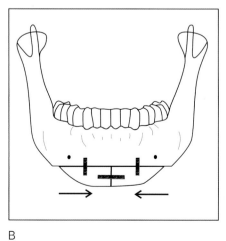

图 5-4-6 颏缩窄。
A. 水平截骨后，将中央骨块去除。B. 用钛板固定

A　　　　　　　　　　B

5.颏加宽

在水平颏成形后,在颏正中作垂直向切开,中间增加骨块(图5-4-7)。

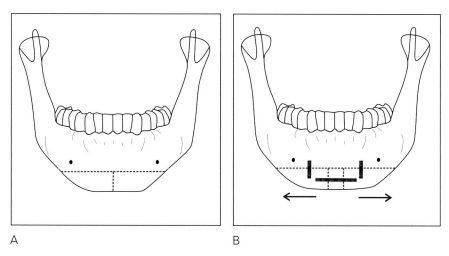

A   B

图 5-4-7 颏加宽。A.水平截骨。B.中间增加骨块后固定

6.颏偏斜

(1)颏下缘高度一致时,将颏部截骨后水平移位。将牙列中线标记在截骨线上方,将颏部中线标记在截骨线下方,移位后用钛板固定(图5-4-8)。

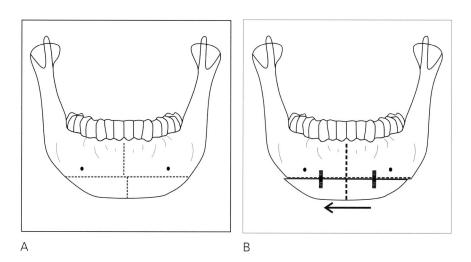

A   B

图 5-4-8 颏偏斜 A.将牙列中线标记在截骨线上方,将颏部中线标记在截骨线下方。B.截骨后水平移位

(2)颏下缘高度不一致时,行螺旋截骨术。设计两条截骨线,在上方平行于咬合平面做第1条截骨线,在下方平行于颏部下缘做第2条截骨线。将其间的三角形骨块旋转180°后用钛板固定(图5-4-9)。

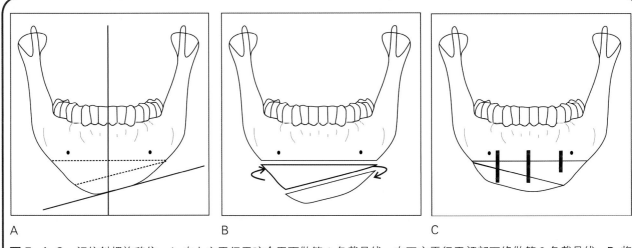

A   B   C

图 5-4-9 颏偏斜螺旋移位。A. 在上方平行于咬合平面做第 1 条截骨线，在下方平行于颏部下缘做第 2 条截骨线。B. 将中间骨块旋转 180°。C. 用钛板固定

补充 注意

（1）颏神经穿出颏孔后走行于颏孔的前下方5mm处。

（2）颏部截骨的角度要考虑周详，角度的不同将导致颏部垂直高度发生变化（图5-4-10）。

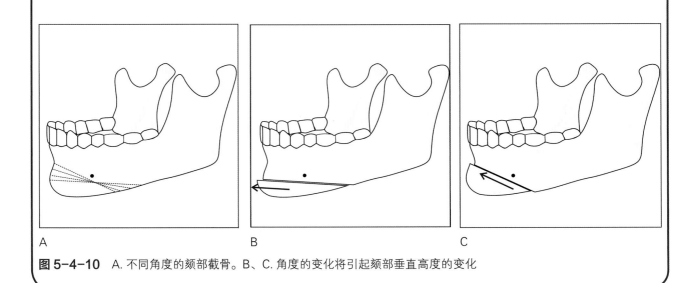

A   B   C

图 5-4-10 A. 不同角度的颏部截骨。B、C. 角度的变化将引起颏部垂直高度的变化

第五章 颧骨颧弓缩小术

颧骨位于中面部上部，其高低及宽窄直接影响中面部的形态。东西方对面部特点及审美存在差异：西方人面部轮廓长而窄，适当的颧骨突度可以增加面部立体感，因此西方人行颧骨颧弓扩大术较为普遍；而东方人面部轮廓偏短，以鹅蛋形脸形、曲线柔和为美，要求颧骨突度适中，如颧骨过高常显得粗犷，因此东方人以颧骨颧弓缩小术较为普遍。颧骨过宽往往伴有下颌角肥大和颏部短小，手术应根据面部特征进行设计，必要时联合多种手术使面部轮廓和谐。

一 矫正方法

颧弓外扩以突出为主时，可行颧骨斜形截骨；颧骨及颧弓均突出时，可行L形截骨。手术采用口内入路及耳前鬓角小切口入路。口内入路可用于处理颧弓前方截骨，耳前切口入路可用于处理颧弓根处截骨。截骨后将颧骨颧弓内推以缩小外扩突出。

二 手术方法

颧骨斜形截骨的手术方法（图5-5-1）

（1）在口内上颌尖牙至第1磨牙前庭沟偏颊侧切开黏膜、黏膜下层及骨膜，显露颧牙槽嵴表面，

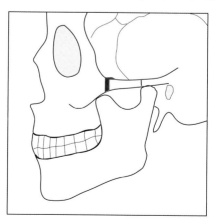 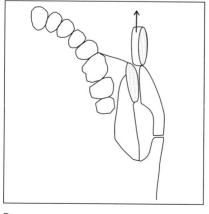 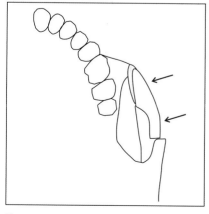

A   B   C

图 5-5-1 颧骨斜形截骨。A. 于颧弓上前缘与眶外侧缘交界处用往复锯切开全层骨。B. 在切开线稍后方附加一条骨切开线，取出两条骨切开线间的一段骨块。C. 在切开颧弓根后，将已活动的颧骨颧弓复合体向内推压并用钛板进行固定

121

在骨膜下剥离，注意保护眶下血管神经束。

（2）于颧弓上前缘与眶外侧缘交界处用往复锯切开全层骨。在这条骨切开线稍后方附加一条骨切开线，取出两条骨切开线间的一段骨块，以便内推颧骨。

（3）于耳屏前颧弓根部上方鬓角内做小切口，在颞浅筋膜层次进行钝性分离至颧弓下方，用骨膜剥离子探明颧弓根的位置后，用往复锯伸入颧弓深面，锯面向上将颧弓根截断，也可用骨刀将颧弓根凿断。

（4）将已活动的颧骨颧弓复合体向内推压，用钛钉、钛板进行固定，用磨头处理截骨断面以消除明显台阶感。

（5）检查张口运动以明确内收的颧弓未阻挡喙突以致张口受限。

颧骨L形截骨的手术方法（图5-5-2）

方法与斜形截骨类似。

不同处在于：颧骨体行L形骨切开。于颧弓上前缘与眶外侧缘交界处，用往复锯做一条与颧骨下缘大致平行的骨切开线（此线距离眶下缘至少6mm），止于颧上颌缝稍上方的颧骨体。用摆动锯做第1条垂直骨切开线，可在这条线后方4mm做第2条骨切开线，全层切开骨板后，将中间骨块取出。

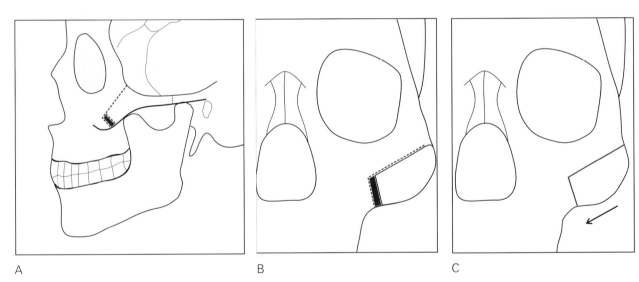

A　　　　　　　　　　　　　　B　　　　　　　　　　　　　　C

图 5-5-2　颧骨 L 形截骨。A、B.颧骨体呈 L 形切开，去除短臂处的部分骨块。C.将颧骨颧弓内推并固定

补充

1. 面神经的保护

面神经上行支损伤是颧骨颧弓缩小术的一个可能的并发症，从解剖学角度来看，面神经（图5-5-3）上行支通过髁突部表面向前上方走行，采用口内入路时，一定要在骨膜下操作，可避免伤及颧支。采用耳前入路时，应钝性向深面剥离到颞深筋膜浅层，乃至颞浅脂肪垫。可从颧弓上方截断颧弓根，也可从颧弓下方入路截断颧弓根，从下方入路更容易定位且不会伤及颞下颌关节，但需要在颧弓表面用骨膜剥离子加以保护，以免往复锯切开颧弓根后伤及面神经颧支。

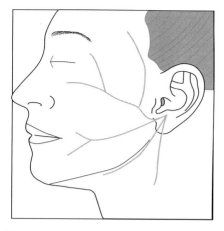

图 5-5-3 面神经示意图

2. 钛钉钛板固定的作用

由于咬肌的牵拉，术后颧骨颧弓复合体可能向下方移位，内陷的颧弓可能压迫喙突影响张口功能，所以，牢固的固定十分重要（图5-5-4）。

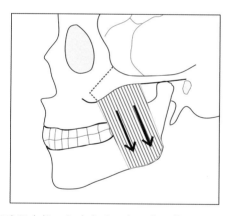

图 5-5-4 术后由于咬肌牵拉，如未充分固定，术后截骨处受咬肌影响有下移的风险

第六章　颧骨颧弓增高术

　　颧骨突度或宽度不足较为少见，其面部平坦或与健侧相比突度不足时，可行手术截骨或植入物移植方式进行矫正。

▶ 颧骨扩大的手术方法（图5-6-1）

　　手术采用上文L形截骨方式进行操作，截骨后将骨块外扩，外扩后形成的间隙内填充自体髂骨或羟基磷灰石，用钛钉钛板固定。

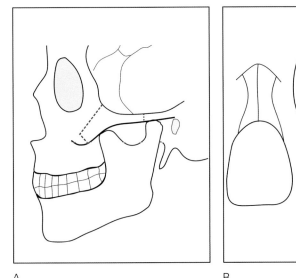 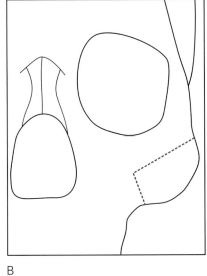 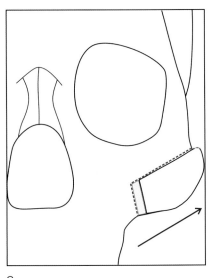

A　　　　　　　　　　　　　　　B　　　　　　　　　　　　　　　C

图5-6-1　A、B. 采用L形截骨方式进行操作。C. 将颧骨颧弓外扩，间隙内填充自体髂骨或羟基磷灰石

▶ 颧骨增高的手术方法（图5-6-2）

　　手术一般采用假体或自体骨植入于预设的颧骨增大区域，用钛钉固定。

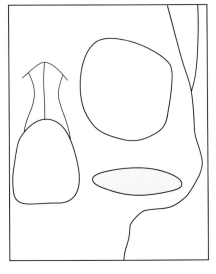

图5-6-2　假体植入增高颧骨

SIXTH PART

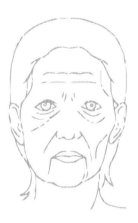

面部老化
FACIAL AGING

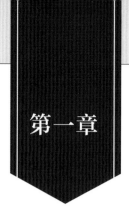

第一章 中下面部提升术

面部除皱术又称面部提升术，已成为整形外科中最常见的外科手术之一，是对抗面部老化最直接有效的方法。

一　矫正方法

促使面部老化的因素有很多，重力作用被认为是导致面部老化的主要原因之一，同时光照损伤、脂肪组织的丧失与重新分布、肌肉萎缩和肥大、骨质吸收以及遗传因素也会使面部皮肤松弛，导致面部出现袋状畸形和双下颏。百余年来，几代整形外科医生们不断探索，改进手术方法，使得面部除皱术经历了由简到繁、由浅及深、多矢量提升的发展过程。

皮下面部提升术

20世纪90年代初，Miller（1907年）沿自然皮肤皱褶行梭形皮肤切除，以达到面部提升的目的，但效果不甚理想。1927年，Bames提出广泛剥离皮下的方式，行可靠悬吊，以保证有效提升面部。经典的皮下面部提升的概念由此演化而来。

SMAS面部提升术

1974年，Skoog通过解剖提出了皮下浅筋膜层的概念。1976年，这层浅筋膜层正式被命名为SMAS。SMAS向上经颞浅筋膜与额肌、眼轮匝肌连接，在腮腺表面增厚，向下与颈阔肌相连，向前止于鼻唇沟，处于面部皮下脂肪中，由肌纤维和腱膜构成的独立层次，将皮下脂肪分为深、浅两层。Skoog（1974年）认为，只有将皮肤及SMAS一起提紧才能达到有效的面部提升效果，他将皮肤、SMAS、颈阔肌视为一个复合皮瓣，用悬吊深层组织的方法来缓解皮肤的张力。自此，标志着面部提升新时代来临。Lemmon（1980年）研究发现，自SMAS下层进行解剖确实可提供一个厚实、可靠的复合瓣，且术后能保持更为长久的良好效果，但更深的解剖层次意味着解剖过程具有更大的危险。深层解剖容易损伤面神经，所以早期的SMAS下层解剖是很保守的，很少越过腮腺。

骨膜下除皱及复合提升术

随着解剖研究的深入，Tessier（1989年）及Psillakis（1988年）提出骨膜下分离除皱术，认为此层次最深也最安全，但仅限于额部、眶部、颧部。20世纪80年代至20世纪90年代，学者们尝试改进SMAS的应用问题，提出了将SMAS和皮肤视为独立单位并分别提升的概念。在SMAS下层和颈阔肌下层实施广泛剥

126

离来改善中面部和颈部的移动度。1990年，Hamra认为面颈部老化主要是因为颧脂肪垫-眼轮匝肌-颈阔肌复合体的松垂移位所致。因此，此方法强调SMAS下层解剖的重要性，即通过剥离范围超过颧大肌来提升前颊部。随后，Hamra于1992年重新将皮肤、颈阔肌、SMAS、颧脂肪垫和眼轮匝肌作为一个复合肌皮瓣来进行提升，此方法为复合除皱术，复合除皱术的分离平面：在眶周和颧部，为骨膜下平面；在额部和颊部，为SMAS下层；在颧肌与鼻唇沟区，为皮下层。掌握如此复杂的层次，需要整形外科医生十分熟悉面部解剖。

多矢量悬吊提升术

随着研究的不断深入，学者们在进行面部有效提升的同时，不约而同地将目光投向多矢量悬吊的概念。Connell和Marten（1995年）将原来的复合皮瓣提升改进成皮瓣和SMAS皮瓣分别提升，以此来实现多矢量悬吊。20世纪80年代初，有文献报道，将SMAS皮瓣全层劈开，使其呈分叉状，沿耳前边缘及耳后边缘分别悬吊，可突显颈部和下颌的轮廓。

> **补充**
>
> 2006年，王志军等报道了两级递进式提紧SMAS除皱术。其沿袭了SMAS-颈阔肌下的大范围分离，并离断SMAS-颧颊部韧带，将SMAS-颈阔肌瓣在耳垂点前剪成前、后两叶，在向两个矢量悬吊过程中，分近点和远点两级提升，将组织瓣边缘的张力分散，使提升力量可以有效地传导至SMAS-颈阔肌瓣远点。

SMAS 折叠术

在面部除皱术的术式已十分成熟时，如何在达到良好效果的同时最大限度地避免术后并发症成为众学者们急需解决的问题。1995年，Robbins等在最初的皮下除皱术的原始概念的基础上，补充了SMAS折叠的方法，这对SMAS手术是个不小的改进。在咬肌前缘进行SMAS折叠，使鼻侧到下颌骨的软组织都得到向上外侧方向的悬吊，重塑年轻化的颊部和淡化鼻唇沟。20世纪90年代后期，返璞归真的风潮席卷而来，越来越多的学者将SMAS的解剖范围回归到皮下除皱术，只额外增加了SMAS折叠的操作。此举带来的福音不言而喻，即术后并发症少，恢复时间短，瘢痕的可视性问题得到解决，同时能提供良好的效果。当然，此方法也受到质疑。支持者们认为，SMAS折叠与传统的SMAS下层悬吊同样有效，对面部限制韧带的完全松解是不必要的，因为它们已经随着年龄的增长而变薄弱。另外，因为SMAS很薄，在尝试悬吊的时候易于撕裂，因此，SMAS折叠本身就是一种有效的改变。而反对者们则认为，要想达到良好的除皱效果，必须做到SMAS的标准悬吊和完全松解颊部的限制。

SMAS 荷包缝合悬吊术

随着人们对面部老化问题的日益关注，患者的年龄日趋年轻化，多数患者不愿接受大切口、风险高的传统面部提升术，而是希望付出很小的代价来抚平皱纹、提升松垂的组织。1999年，Saylan提出通过耳前S形皮肤切口潜行剥离至SMAS后，应用荷包缝合来悬吊SMAS，实现面部提升。SMAS荷包缝合悬吊术中无须行耳后切口，虽然面部提升量不如SMAS折叠术，但SMAS荷包缝合悬吊术的操作范围小，恢复速度快，同样可取得一定的术后效果。SMAS荷包缝合悬吊术经多年的改良，术式变化较多，其核心多为荷包缝合缩紧悬吊SMAS及悬吊固定颧脂肪垫。

二 手术方法

SMAS除皱术

1.手术设计

自颞部发际内4cm的弓背向后做弧形切口，向下延伸至耳前和耳后，耳后偏向耳廓侧，平耳屏高度向发际内折返至枕发际缘（图6-1-1）。

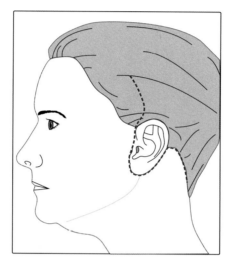

图 6-1-1 SMAS 除皱术的手术切口

注：由于耳屏后切口会将胡须区推移到耳屏表面，且大多数男性耳屏前有一自然皱襞，可以掩饰耳前切口瘢痕，因此对于男性患者常选用耳屏前切口。而女性耳前皱襞不明显，尽管耳前切口术后的切口印迹细，但仍可见白色瘢痕，因此女性切口常采用耳屏后切口（图6-1-2），将切口隐于耳屏后使颞部至耳垂的切口线中断（缝合时不能存在张力，以免耳屏被牵拉向前或导致表面皮肤坏死）。

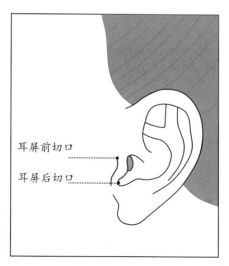

图 6-1-2 耳屏前切口与耳屏后切口

2.手术步骤

（1）切开：沿设计切口，由下至上切开皮肤全层，从颞部切至颞浅筋膜浅层。

（2）皮瓣分离：在发际内进行钝性分离，发际外进行锐性分离。分离由上至下，颞部在颞浅筋膜浅层，前至眶骨外缘，颧颊部在SMAS浅层前至鼻唇沟外上，剪断颧弓韧带、下颌韧带（图6-1-3），在颈阔肌浅层锐性分离颈部，在胸锁乳突肌筋膜浅层分离耳后致密区。

注：

（1）在眶下区的颧脂肪垫表面，不宜将皮下分离过多，以保持皮肤和颧脂肪之间的连接，使两者可以一并上提。

（2）颧弓韧带和下颌韧带属于真性支持韧带，连接皮肤与骨膜，起固定面部皮肤的作用。如在除皱手术时切断这些韧带，可以增加皮肤的活动度。

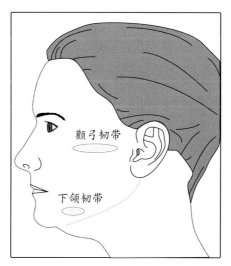

图 6-1-3 分离 SMAS 浅层时剪断颧弓韧带和下颌韧带

（3）SMAS-颈阔肌瓣悬吊：沿耳前皮肤切口前0.5cm处和颧弓下缘下0.5cm处切开SMAS，形成三角形SMAS瓣。在腮腺筋膜表面及安全区内分离SMAS，超过腮腺范围后即在咬肌筋膜表面进行分离，向前直至咬肌前缘，分离也到此为止，有经验的医生可继续向内侧分离，但损伤面神经的风险较高。向下分离至颌下颈区上部，形成SMAS-颈阔肌瓣。将SMAS-颈阔肌瓣剪成上、下两叶，上叶向后上方提升后固定在耳屏前筋膜、颧弓根部骨膜上，下叶向后提升后固定在耳后乳突区的筋膜与骨膜上，修剪去除多余的SMAS-颈阔肌瓣。最后以适当张力缝合提升悬吊颧脂肪垫至颧弓骨膜（图6-1-4）。

注：颧脂肪垫是一个以鼻唇沟为基底、尖部在颧突处的皮下三角形结构，在前中面部位于 SMAS 表面，被看作面部脂肪层的一部分。它与SMAS连接疏松，而与皮肤致密相连。颧脂肪垫内有多重蜂窝样纤维间隔穿行，使其几乎纤维化。颧脂肪垫使年轻人的中面部看起来饱满。随着年龄的增长，这些纤维间隔变得松弛，使颧脂肪垫向下、向内下垂，加深鼻唇沟。

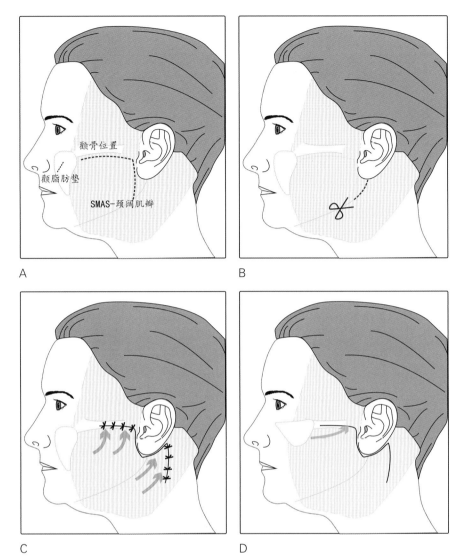

图6-1-4 SMAS-颈阔肌瓣悬吊。A.于颧弓下及耳前切开SMAS瓣。B.分离完成SMAS-颈阔肌瓣后，将SMAS-颈阔肌瓣剪成上、下两叶。C.分别将上、下两叶悬吊固定。D.悬吊颧脂肪垫

（4）切除多余的皮肤，缝合切口：将皮瓣向后上方无张力提升，行3点剪开固定：第1点位于外眦水平相对应处（此点确定了外眦的上斜高度）；第2点位于耳后乳突区（需充分展平多余皮肤）；第3点位于耳垂部位（此点决定耳垂的形态）（图6-1-5）。切除多余皮肤，并逐层缝合。

注：

（1）在外侧段进行分离时，应小心，不要穿过腮腺筋膜进入腮腺。

（2）在内侧部分进行剥离时，一旦越过腮腺前缘，应注意越向内侧剥离其剥离平面越靠近面神经分支。

（3）如果同时行颈阔肌成形术，颈阔肌前缘能被充分处理并在颏下缩紧，外侧的颈阔肌瓣不必分离过长，就可以获得良好的颈部轮廓。

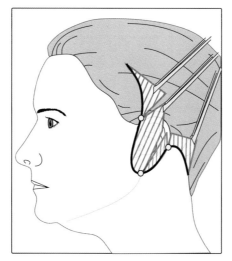

图 6-1-5　提升、固定并修剪多余的皮肤

SMAS折叠+颞脂肪垫悬吊术

沿预定的方向牵拉肌筋膜组织，并将筋膜返折处缝合固定，随着时间的推移，此折叠缝合处可纤维化及形成瘢痕而固定在预期的位置。

（1）标记切口：自颞部发际内4cm的弓背向后做弧形切口，向下延伸至耳前和耳后，耳后偏向耳廓侧，平耳屏高度向发际内折返至枕发际缘（图6-1-6A）。

（2）切开：沿设计切口，由下至上切开皮肤全层，从颞部切至颞浅筋膜浅层。

（3）皮瓣分离：皮下行广泛分离，在皮下层掀起皮瓣到外眦外侧 1cm，口角外侧约 2cm。在颞脂肪垫下潜行剥离约1cm，显露颞脂肪垫外侧缘，仍维持颞脂肪垫、外被皮肤和其下SMAS的附着连接。

（4）SMAS-颈阔肌折叠悬吊：向外上方向间断缝合折叠SMAS-颈阔肌瓣。用缝线穿过颞脂肪垫及其包膜，以适当张力缝合向外上方提升悬吊颞脂肪垫至颞弓骨膜，并将颞脂肪垫重新定位附着于SMAS，颞脂肪垫一般可被提升1.0~2.0cm（图6-1-6B~D）。

（5）切除多余皮肤，逐层缝合切口。

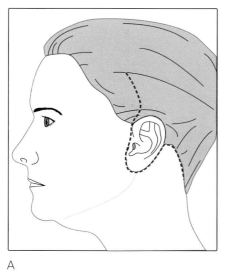

A

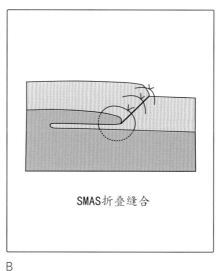

SMAS折叠缝合

B

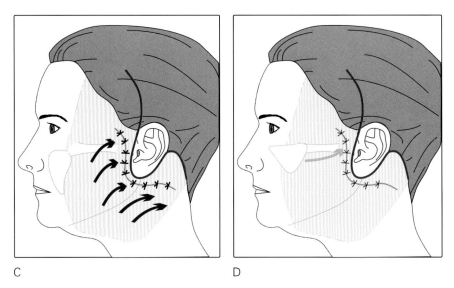

C　　　　　　　　　　　　　　　D

图6-1-6　A.手术切口。B、C.将SMAS折叠悬吊。D.将颧脂肪垫悬吊固定

SMAS荷包收紧术（图6-1-7）

（1）标记切口：在颞部发际缘（平眉峰）经耳屏前、耳垂、耳后做切口。术中根据下颌缘及乳突区皮肤分离后的情形决定耳后切口延长线。

（2）切开：皮下分离范围上界可平眉，下界达下颌缘下1横指。颞部向前分离至眶外侧，颧颊部向前分离至鼻唇沟及其延长线上。颧脂肪垫范围内则做骨膜上分离，保持颧脂肪垫复合体完整。

（3）SMAS定向荷包收紧：用缝线将耳屏前、下颌缘、鼻唇沟、颧弓下范围内的SMAS做环形荷包缝合。荷包线起自耳垂前，荷包上缘悬挂至颧弓骨膜，荷包后缘悬挂至耳屏前筋膜。收紧荷包，使前方、下方的SMAS向后、向上移动收紧。

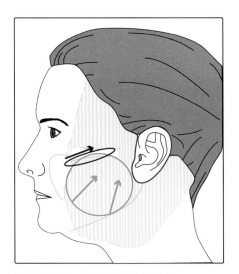

图6-1-7　SMAS荷包收紧术

注：缝挂过程中，进出针的方向应与面神经、腮腺导管方向平行，避免缝扎上述结构。荷包收紧后圈内隆起的SMAS筋膜可起到填充颧弓下凹陷的作用，若荷包圈内组织过于隆起，可向周边缝合摊平。

（4）颊脂肪垫提升复位：用拉钩拉起面颊部的皮肤，显露颊脂肪垫外侧缘，于外侧缘上、中、下分别悬挂3针，向外上方提拉颊脂肪垫复合体，使其最大限度复位，其中上方用缝线缝挂于颧弓骨膜上，中、下两针缝挂于已收紧的SMAS上，将颊脂肪垫重新定位附着于SMAS。

注：SMAS及颊脂肪垫也可悬吊于外上方的颞深筋膜，但悬挂于颧弓骨膜可对改善颧颊部空虚区域效果显著。

（5）切除多余的皮肤，切口处行无张力缝合。

补充

重建皮肤支持韧带：可从近鼻唇沟处开始，平行于鼻唇沟，做两个皮肤SMAS锚着点，两点相隔1.5~2.0cm，用3-0可吸收线将两点缝挂于皮肤深面，向后上方提紧皮肤并固定于SMAS上，以皮肤表面不出现凹陷为度。于该排锚着点后2cm处同法再做数个平行于第1排的锚着点，直至切口缘处形成最后1排锚着点。

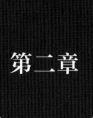

颈阔肌成形术

重颏与颈部松垂畸形是颈部老化的主要表现，在行SMAS除皱术的同时施行颏下颈阔肌成形术可以得到面颈部整体年轻化的效果。

一　矫正方法

重颏与颈部松垂畸形是颈部老化的外在表现，其形成原因主要有两方面：

（1）由于年龄的增长以及重力作用、紫外线照射、遗传因素等造成了颈部皮肤的松垂老化，同时还出现了颈阔肌松垂和颈前脂肪堆积的现象。

（2）部分求美者的左、右颈阔肌纤维在颈前不交叉，导致颈前失去了完整的颈阔肌支撑，使颈阔肌深面的过多脂肪易将颈阔肌顶起而形成颈前膨隆。

手术通过去除颈阔肌深面过多的脂肪组织，同时缝合分离的颈阔肌内侧缘，收紧内侧松垂的颈阔肌而重塑颈部外形。

补充

理想的美学要求颈与面各个比例均衡和谐。经颏前点（P）被定义为面部平面FP。面底平面与面部平面形成的颏颈角（MC）应为80°～95°（图6-2-1），颏颈角较小提示颈部轮廓年轻化，颏颈角较大常出现于有颈前皮肤松弛或脂肪堆积的老年人中，所以颏颈角也可用于评价颈部提拉手术效果。颏下平面与竖直的颈部夹角被定义为颏颈角（CvM），在颈点（C）处测量，理想的角度为105°～120°。颏颈角除了与颏颈角的大小有关外，也与下颏的前后位置有关。下颏退缩或下颏扁平的患者往往颏颈角较大。

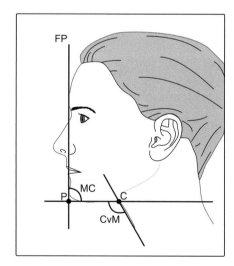

图6-2-1 颈颏角和颏颈角

二 手术方法

1.手术设计

经颏下缘前正中点和颏下脂肪垫下缘前正中点做1条连线，再经该线中点做1条长约3cm并与颏下脂肪垫下缘平行的线，即颏颈角切口线，同时标出颏下脂肪垫的范围。

2.手术步骤（图6-2-2）

（1）对于颈前皮下脂肪堆积明显者，于脂肪堆积明显处注射肿胀液，于切口线处切开长约0.5cm的皮肤切口，将吸脂管插入，行扇形负压吸脂，吸脂范围为标出的颏下松垂突出的范围。

（2）沿切口线切开皮肤至皮下脂肪层，在直视下于颈阔肌表面分离颈前皮瓣，其范围同吸脂范围。沿颈前正中仔细分离并剪去位于颈阔肌两内侧缘之间及颈阔肌深面过多的脂肪组织，显露分离的颈阔肌内侧缘。

（3）在颈阔肌下钝性向外侧适当分离，在甲状软骨上缘水平以上间断缝合颈阔肌两内侧缘，向上缝合至颏下皱褶水平。仔细修剪颏下脂肪垫并与颏突一起移行呈圆滑状态。

（4）逐层缝合。

注：

（1）对于同时行颈部吸脂的求美者，至少要保留5mm厚的皮下脂肪，以避免术后出现凹凸不平的外观，有时术后还会出现很难矫正的真皮—颈阔肌粘连。

（2）吸脂时要在颈阔肌的浅面进行抽吸，避免损伤颈阔肌下重要的组织器官。

（3）颈阔肌之间及其下方脂肪应由浅入深逐步分离，并逐步去除。

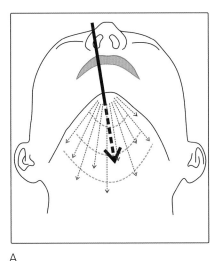 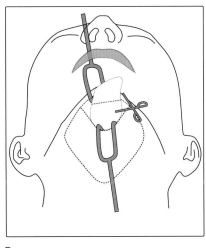 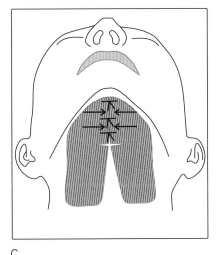

A   B   C

图6-2-2 A.颈阔肌浅面吸脂。B.修剪颈阔肌深面的脂肪。C.在甲状软骨上缘水平以上缝合颈阔肌两内侧缘，收紧颈阔肌

第三章　上面部提升术

随着年龄的增长，皱纹及深的横纹会出现在额部，眉的位置也会随之降低。

一　矫正方法

（1）将额部皮肤组织向上方牵拉，以改善额部皮肤松弛。

（2）将颞部皮肤组织向外上方牵拉，改善眉外侧皮肤松弛的情况。

（3）离断皱眉肌、降眉肌及额肌，改善额纹、眉间纹、鼻根横纹。

（4）松解皱纹处对应的皮下组织，改善浅表皱纹。术中需保护眶上神经和面神经颞支的额肌支。

二　手术方法

1.手术设计（图6-3-1）

（1）切口设计于发际线内：术后发际线上移，适用于前额略窄者。

注：在发际线内做切口时要使切口呈倾斜形，保留切口前的毛囊，这样在缝合切口时切口前方区域内的毛囊可以保留于皮肤下，毛发可以通过覆盖其上方的皮肤生长而隐蔽瘢痕。

（2）切口设计于发际线前缘：术后发际线位置不变或轻度下移，适用于前额较宽大者。

2.手术步骤

（1）额部剥离至帽状腱膜下，颞部剥离至颞深筋膜浅层。

（2）额部剥离至距眶上缘2cm时转至骨膜下剥离，直至鼻背及眶缘（图6-3-2）。两侧沿颞深筋膜浅层剥离至眶外侧缘，面神经的额支被掀起于颞中筋膜中。

注：在发际线内最初的解剖是在帽状腱膜下平面进行的，随后在骨膜下平面解剖直达眉部。这种双平面的做法可防止对眶上神经和面神经颞支的额肌支造成损伤，使其被很好地保护在皮瓣内。

（3）将头皮瓣向下翻转，充分显露眉间鼻根部，在中线处切开帽状腱膜，显露皱眉肌、降眉肌，将其切断或部分切除（图6-3-3）。

注：切勿切除过多，以免造成此区凹陷，切除外侧皱眉肌时要注意保护眶上血管神经束。

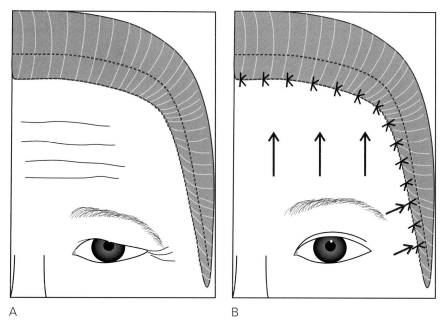

图6-3-1　上面部提升术。A. 提升前。B. 提升后

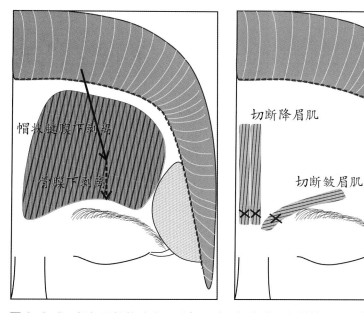

图6-3-2　额部于帽状腱膜下剥离，剥　**6-3-3**　切断皱眉肌和降眉肌
离至眶上缘2cm时转为骨膜下剥离

（4）在眶上缘水平以上的额肌明显处，切断帽状腱膜并网状离断额肌。如额纹过深，可用电刀切除眶上缘1.5cm以上的部分额肌。

注：额肌切除的效果优于额肌离断（图6-3-4），但切除额肌时层次需准确，以免损伤脂肪组织造成术后额区凹凸不平。同时应部分保留两侧额肌，以防眉毛运动功能丧失。

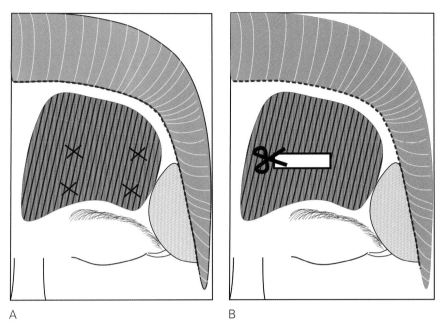

图6-3-4　额肌的处理方式。A. 额肌网状离断。B. 额肌部分切除

（5）上提皮瓣，确定松弛多余的皮肤量（先固定皮瓣中央，其次固定眉梢垂直对应处，再次固定眉梢水平对应处，最后固定眉中点垂直对应处），去除多余皮肤后缝合（图6-3-5）。

注：将额部向两侧牵拉去除皮肤时要注意两侧的对称性，避免术后两侧皮肤松弛程度不一致，而导致两侧眉毛高低不同。如术前存在两侧眉毛高低不一，则通过两侧的不等量去除调整眉毛高度，直至两侧高度一致为止。

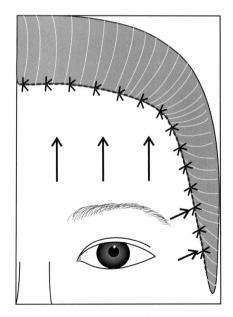

图6-3-5　去除多余皮肤后缝合

第七篇

SEVENTH PART

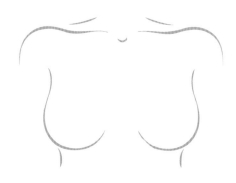

胸部
CHEST

| 第一章 | **假体植入隆乳术** |

拥有丰满、匀称的乳房是众多爱美女性的梦想，但因为种族、遗传、年龄、疾病、营养等各种原因可能发生乳房发育不良或萎缩松弛，从而使患者缺乏自信，甚至产生自卑的心理。隆乳手术是一种适应爱美女性的需求进而发展起来的整形手术，通过外科手段来达到女性乳房的丰满挺拔，帮助患者恢复乳房的曲线美。

一　矫正方法

隆乳术前需通过测量乳房基底宽度、延伸度及乳头至下皱襞的距离来判断适合的假体大小，通过测量皮肤厚度来决定植入的层次以及是否可进行双平面分离。手术以腋下切口、乳晕切口或下皱襞切口为入路，于乳腺下或胸大肌下剥离腔隙，将硅胶假体植入以达到隆乳的目的。

注：尽管假体隆乳的适应证非常广泛，但并非每一位前来就诊的患者都适合进行手术。原则上接受隆乳术的患者应年满18周岁，哺乳患者应停止哺乳至少半年以上。如果患者明确患有某种精神疾病或有明显的精神异常，则不适合做隆乳手术。同时医生需要认识到，假体能够增大乳房体积，却不能解决乳房的所有问题，如中度以上的乳房下垂、胸廓及乳房不对称、乳头外扩或（和）不对称、乳沟过宽等问题，仅通过假体隆乳手术是难以得到彻底解决的。

二　手术方法

手术设计

1. 假体大小的选择

假体的大小与自身很多因素相关，其中最重要的因素为乳房基底的宽度（图7-1-1）。乳房基底越宽，为了得到理想的填充效果就需要越大的假体，如果假体基底宽度超过现有乳腺实质宽度，在乳房外缘则会可见或可触及假体边界。根据Tebbetts的临床评估，假体的最初体积与乳房基底宽度的对应关系如表7-1-1所示。

表 7-1-1　假体的最初体积与乳房基底宽度的对应关系

基底宽度（cm）	10.5	11.0	11.5	12.0	12.5	13.0	13.5	14.0	14.5	15.0
最初体积（mL）	200	250	275	300	300	325	350	375	375	400

在计算好最初体积之后，根据以下3点测试、调整得到最终的假体体积：

（1）乳房皮肤前拉延伸度（APSS）：如果乳房皮肤前拉最大延伸度<2.0cm，则在最初体积上减少30mL；如果>3.0cm，则在最初体积上增加30mL；如果>4.0cm，则在最初体积上增加60mL（图7-1-2）。

（2）如果乳头至乳房下皱襞最大距离>9.5cm，则在最初体积上增加30mL（图7-1-3）。

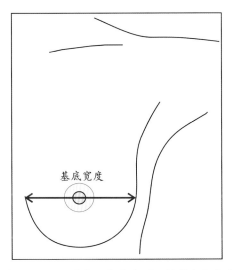

图7-1-1 保守测量时,乳腺实质宽度为测量的基底宽度减去0.5~1.0cm

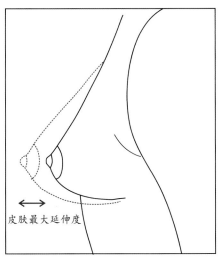

图 7-1-2 用手向前拉乳晕皮肤的最大延伸度

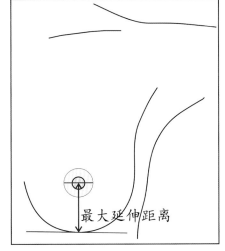

图 7-1-3 乳头至乳房下皱襞最大距离，其提示意义：①当其≥9.5cm时，通过 Tebbetts 的临床评估，需要额外增加填充体积。②当其≥10cm 时，可以考虑行乳房提升术

（3）乳腺实质分布：在（1）的基础上，医生用手去感知乳腺实质占延伸部位的百分比。

· 如果皮肤松弛，实质较少，实质的位置占延伸部位的百分比<20%，则在最初体积上增加30mL。

· 如果皮肤拉伸后乳腺实质占延伸部位的百分比>80%，说明乳房内并非空虚，则在最初体积上减少30mL。

> **补充**
>
> **1. 范志宏等通过测量患者上、下胸围与术前、术后期望罩杯大小预估所需假体的体积，其公式为**
>
> 上胸围的增加量=6.6832+0.0743×假体体积-0.2187×下胸围
>
> 上胸围（经乳头胸围）-下胸围（经下皱襞胸围）＜10cm为A罩杯，＜12.5cm为B罩杯，＜15cm为C罩杯，＜17.5cm为D罩杯。
>
> 例如：上胸围76cm，下胸围70cm，胸围差6cm，希望术后戴B罩杯，即70B，需要胸围差12.5cm，增加胸围量为6.5cm。带入公式：6.5=6.6832+0.0743×假体体积-0.2187×70，得出假体体积约为204mL。
>
> **2. 胸围与身高比值**
>
> 我国人理想的胸围与身高比值约为0.5336，但多数患者术后仍未达到标准，对于身体匀称，不要求丰满的瘦长体形者，术后胸围与身高比值以0.5089较为合适。

2. 定位新的乳房下皱襞位置

可根据上文预估的最终的假体体积，进行新的乳房下皱襞的预估，以方便确定手术剥离范围，如表7-1-2所示。

表7-1-2　乳头至新的乳房下皱襞距离与植入假体间的对应关系

最终的假体体积（mL）	200	250	275	300	325	350	375	400
最终的乳头至下皱襞最大距离（cm）	7.0	7.0	7.5	8	8	8.5	9.0	9.5

3. 圆形及解剖型假体的选择（图7-1-4）

圆形假体可以给各种形态的胸部带来好的效果，但对于消瘦、胸部狭小、乳房下垂的人来说，使用后可能会造成乳房上部过度丰满。

解剖型假体呈水滴状，下部较上部更为饱满，外形更加逼真，适用于消瘦、胸部狭小的患者，同时，其可增加乳房下部体积，对乳房下极存在一定的支撑作用，因此也适用于轻度乳房下垂的患者。但解剖型假体由于其壁厚、囊内为高交联状的凝胶，手感上逊于圆形假体。

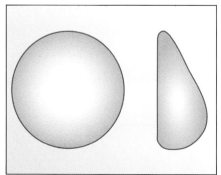
A

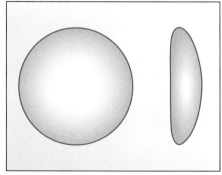
B

图7-1-4　假体形态。A.解剖型假体。B.圆形假体

注：在假体正常大小的情况下，圆形假体植入后带来的外形并非一定是圆形，其与假体的体积及实际填充量有关。目前所有的圆形假体，按照厂家的推荐体积，均可保证上极出现坍塌，使圆形假体可以形成一个水滴样外观，其虽与水滴形假体外观相近，但解剖型假体的外壳坍塌和折叠相对较少，比圆形假体拥有更长的寿命（图7-1-5）。

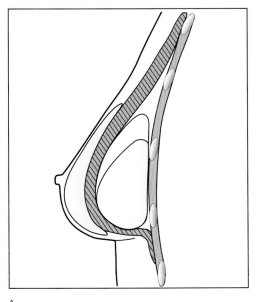 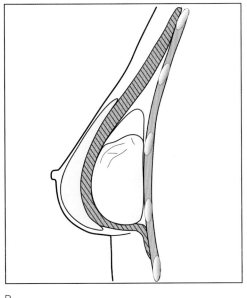

A   B

图 7-1-5 A. 中高的解剖型假体。B. 坍塌的圆形假体

4. 光面假体与毛面假体的选择

· 在植入乳腺下层次时，光面假体的包膜挛缩率高于毛面假体，建议植入毛面假体。

· 在植入胸大肌下层次时，毛面假体及光面假体的挛缩率均较低，约1%，两者均可。

5. 假体凸度的选择（图7-1-6）

· 对于乳房皮肤紧致且前拉皮肤距离<2cm的患者，选用低凸类型假体。

· 对于无乳房下垂且乳腺组质量一般或较少的患者，选择中凸类型假体。

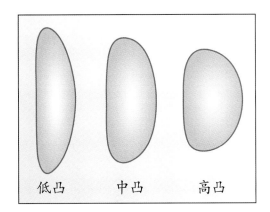

低凸   中凸   高凸

图 7-1-6 假体凸度分为低凸、中凸及高凸。

·对于乳房皮肤非常松弛（前拉皮肤距离＞3cm）且乳头到下皱襞的最大延展距离为9~10cm的患者，可选择高凸类型的假体。高凸假体较少应用。

·当选择高凸假体时，高凸的假体会压迫乳腺及胸壁，并在远期可出现乳腺萎缩及胸壁凹陷，当出现乳腺萎缩及胸壁凹陷时，其凸度会很快降低（图7-1-7）。与中凸带来的效果相近，所以，高凸假体很少是最佳选择。

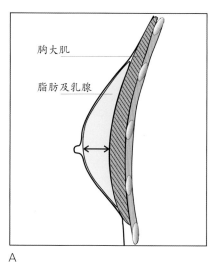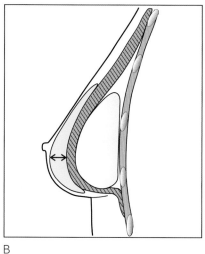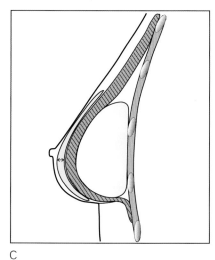

图 7-1-7　A.正常乳腺。B.中凸假体对乳腺的压迫。C.高凸假体对乳腺的压迫

6. 假体高度的选择

圆形假体的高度与其宽度相关，而解剖型假体存在高度的选择（图7-1-8）。

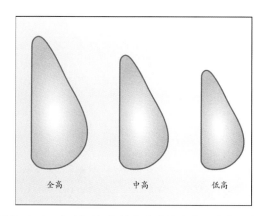

图 7-1-8　解剖型假体的高度分为全高、中高及低高

低高类型假体虽然是解剖型假体，但不能预期控制乳房上极的充填，故很少应用。

在胸骨上切迹至乳头间距（SN–N）–两侧乳头间距（N–N）＞1cm时，选择全高类型假体（图7-1-9）。

在胸骨上切迹至乳头间距（SN–N）–两侧乳头间距（N–N）≤1cm时，选择中高类型假体（图7-1-9）。

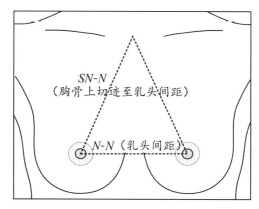

图7-1-9 测量胸骨上切迹至乳头的距离以及乳头间距离以决定使用解剖型假体的高度

7. 假体隆乳植入层次的选择（图7-1-10）

常应用的乳房假体植入层次分为乳腺下层、胸大肌下层及双平面。其选择主要取决于皮肤组织能否完美地遮挡住假体。

首先，需要测量乳房上极软组织的指捏厚度，当其＞2cm时，提示乳房上极条件满足在乳腺下行假体植入的操作。当其＜2cm时，提示需在胸大肌或双平面下行假体植入以增加乳房上极的假体上方组织覆盖量。

其次，需要测量下皱襞处软组织的指捏厚度，当其＞0.5cm时，提示乳房下极条件满足乳腺下或双平面隆乳的操作。当其＜0.5cm时，提示需要行胸大肌下植入假体以增加乳房下极的假体上方组织覆盖量。

最后，需要结合乳房上极及下极的组织量厚度，来确定可选择的植入层次。

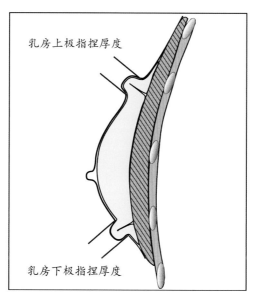

图7-1-10 测量乳房上极及下极的指捏厚度，以确定可选择的植入层次

（1）乳腺下植入假体：术后恢复快，胸大肌收缩时无假体移位显现，效果最为贴近自然（图7-1-11）。但对于乳腺发育较差者，术后易触及假体轮廓，假体易出现褶皱，且出现包膜挛缩的可能性较大。同时，乳腺下假体会干扰乳房的影像学检查。

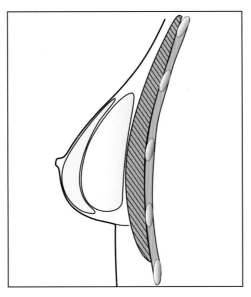

图 7-1-11 乳腺下植入假体

（2）**胸大肌下植入假体：**肌肉组织对假体的包裹有效地降低了假体的褶皱率，并不易触及假体的边缘，包膜挛缩率较低，不干扰乳房的影像学检查（图7-1-12）。但存在术后压迫不到位容易出现假体上移及胸大肌收缩时假体位置或形态改变的可能。

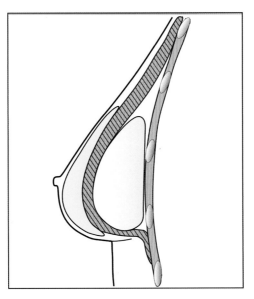

图 7-1-12 胸大肌下植入假体

补充

（1）需要注意的是，胸大肌下植入假体虽名为胸大肌下隆乳术，但在解剖上，假体并未完全被胸大肌覆盖，在乳房的外下方并没有胸大肌，所以假体在外下方是位于乳腺下的。

（2）如果术前存在乳房下垂，胸大肌下隆乳术后可能会出现双峰乳房（图7-1-13）。

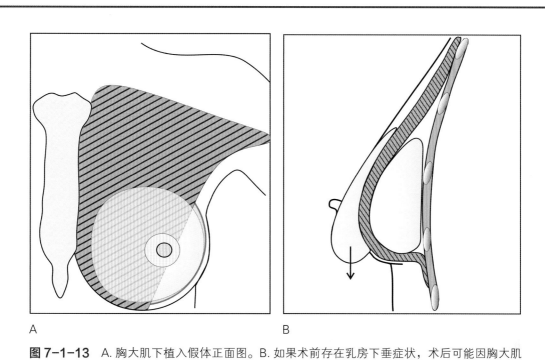

图7-1-13 A. 胸大肌下植入假体正面图。B. 如果术前存在乳房下垂症状，术后可能因胸大肌下植入假体造成双峰乳房外观。当行双平面或乳腺下植入假体时，可避免该现象。

（3）双平面植入假体：双平面植入假体吸取了前两者的优点，同时弥补了前两者的缺点。它将隆乳假体同时植入于两个组织层面下，即假体同时位于乳腺组织下及胸大肌下。在乳房下皱襞水平切断部分胸大肌，使肌肉及筋膜部分回缩，假体上方位于胸大肌下，下方位于乳腺下。由于解除了胸大肌的压迫束缚，减轻了肌肉对假体的挤压推移，假体不易上移，乳房形态更自然（图7-1-14）。

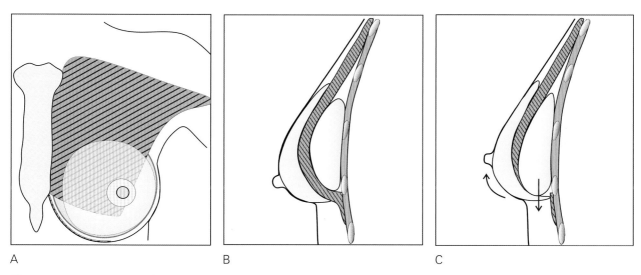

图7-1-14 双平面植入假体。A. 双平面植入假体正面图，可见胸大肌下缘被部分切断（连接胸骨柄处禁止剥离），胸大肌被部分切断后上移，假体在上部被胸大肌覆盖，下部被乳腺覆盖。B. 胸大肌下植入假体侧面图。C. 双平面植入假体的侧面图，与胸大肌下植入假体相较，乳房形态更加自然

双平面植入假体针对不同的情况分为3型：

· I型：适用于没有下垂的乳房。沿乳房下皱襞进行胸大肌起始部剥离即可，不需要进行乳腺组织及胸大肌之间的剥离。I型双平面植入假体可以使肌肉从下皱襞位置向上移动2~3cm（图7-1-15）。

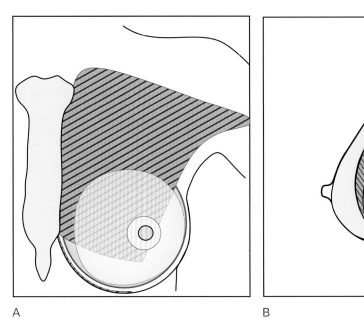

A　　　　　　　　　　　　　B

图7-1-15　I型双平面植入假体。A. 正面观。B. 侧面观

· II型：适用于轻度乳房下垂。沿乳房下皱襞进行胸大肌起始部剥离后，于乳腺组织及胸大肌之间进行剥离，使胸大肌上升至乳晕下缘高度。这样做可以破坏乳腺—胸大肌的接触面，防止出现乳腺从胸大肌上滑落的双峰外观；也可以使假体不受胸肌的束缚，最大限度地向前强力突出，直接接触乳腺实质，从而有效地纠正乳房下垂（图7-1-16）。

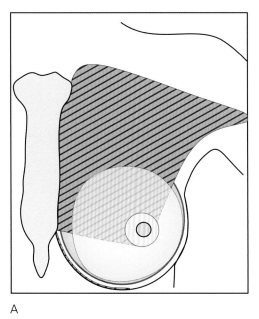
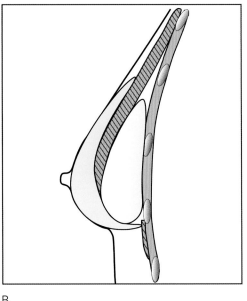

A　　　　　　　　　　　　　B

图7-1-16　II型双平面植入假体。A. 正面观。B. 侧面观

·Ⅲ型：适用于乳房下垂明显或乳房下极狭窄畸形。沿乳房下皱襞进行胸大肌起始部剥离后，于乳腺组织及胸大肌之间继续向上剥离，使胸大肌上升至乳晕上缘高度。Ⅲ型双平面植入假体可以彻底消除乳房下极对假体凸度的限制（图7-1-17）。

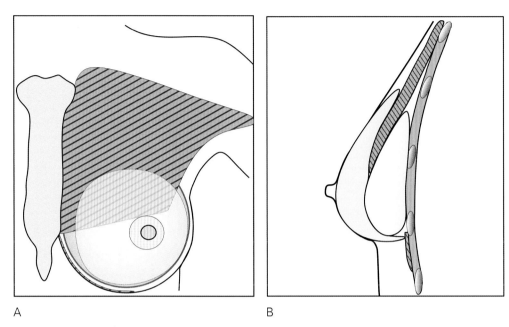

A　　　　　　　　　　　　　　　　B

图 7-1-17　Ⅲ型双平面植入假体。A. 正面观。B. 侧面观

在乳房下垂时，如行单纯性胸大肌下假体植入，可因乳房腺体与胸大肌之间的纤维连接而产生双峰乳房；而采用双平面隆乳后，使乳房下方的假体位于乳腺后方，可消除双峰乳房（图7-1-18）。

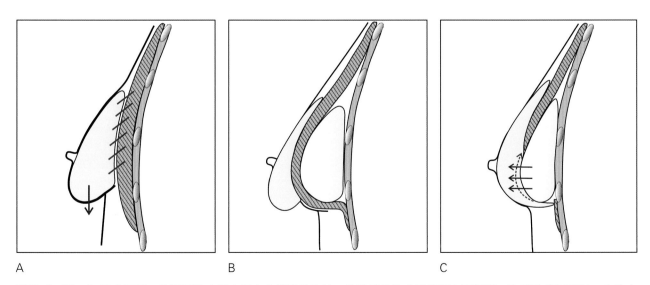

A　　　　　　　　　　　　　B　　　　　　　　　　　　C

图 7-1-18　A. 乳房下垂，乳腺及胸大肌之间存在微弱的连接，使乳腺从胸大肌表面向下滑落。B. 当乳房下垂时，在胸大肌后植入假体后会形成双峰外观。C. 使用Ⅱ型或Ⅲ型双平面植入假体，可打破胸大肌及乳腺之间的连接，胸大肌向上移动，使假体压力进一步向前扩张至乳房下极，矫正双峰畸形

手术步骤

1. 腋窝入路法（图7-1-19）

腋窝入路法是目前国内临床上选择最多的术式，其最大的优点是切口位置相对隐蔽，被腋毛遮挡。

（1）于设计切口周围注射膨胀液。在腋顶皱襞内设计切口线，长度3～4cm。

（2）切开皮肤、皮下组织约1cm厚度，潜行剥离至胸大肌外缘，应避免打开腋脂肪垫。

（3）根据选择的植入平面在胸大肌上方或下方进行剥离：首先用手指钝性分离胸大肌上或胸大肌下间隙，再用乳房剥离子在胸大肌上或胸大肌下分离出圆形腔隙。

（4）将腔隙剥离好后，常规用纱块填塞止血。将纱块取出，用含庆大霉素的生理盐水完全彻底地冲洗，至液体清亮为止。

（5）植入乳房假体，并予以调整，直至对外形满意时固定。放置引流条于胸大肌后间隙的外侧，缝合切口。

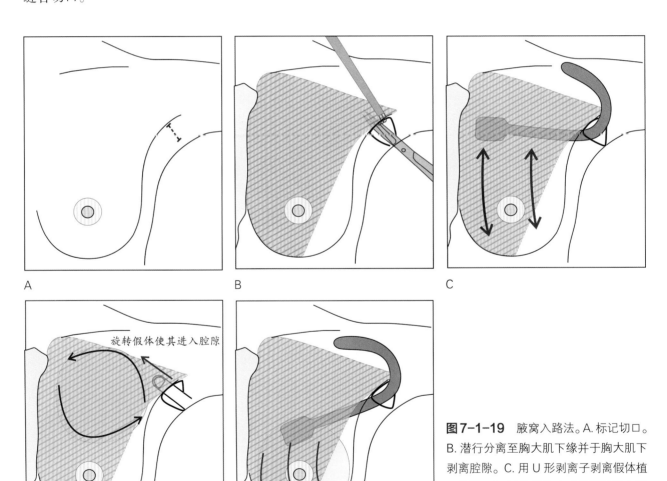

图7-1-19 腋窝入路法。A.标记切口。B.潜行分离至胸大肌下缘并于胸大肌下剥离腔隙。C.用U形剥离子剥离假体植入腔隙。D.以旋转的方式将假体推入腔隙内。E.用手指或在剥离子的帮助下调整假体至满意位置

注：

1. 腋路切口内镜双平面植入假体

用剥离子轻轻剥离胸大肌下间隙，形成腔隙以利于内镜进入即可。内镜下电刀在电凝模式下，于胸大肌后间隙由上至下、由中央向四周逐层剥离。对于穿支血管，需谨慎处理，应在内镜下尽早辨识血管，并在出血前将血管电凝住，然后切断，以免因出血导致术野不清晰。在接近标记假体腔隙边缘时，以注射器针头垂直于皮肤表面刺入腔隙作为指引，精确剥离至术前设计边界。腔隙剥离完成后，按术前设计位置，在针刺引导下切断胸大肌，以内镜下显露黄白色的乳腺组织为准，形成双平面腔隙，植入假体并调整假体位置。

2. 内镜的优势

采用内镜辅助技术，可以将盲视钝性剥离转变为直视下的锐性剥离，使剥离的假体腔隙十分清晰、界限分明。术者不仅可以更为精确地确定乳房下皱襞的位置及弧度，还可以很清楚地确定胸大肌离断的位置与乳房下皱襞的关系，并准确控制离断的范围。采用内镜技术，还可以对术中出血进行更好地控制，通过内镜，可以观察整个剥离腔隙，包括胸大肌止点及断端；术中应对穿支血管进行电凝，预防出血，并对肌肉断端用双极电凝进行细致的止血。

2. 乳晕入路法（图7-1-20）

乳晕入路法可以让术者在直视下进行精确的腔隙剥离和止血操作，多数情况下乳晕切口的瘢痕不明显，但该入路法一般需切开乳腺组织，有可能会增加乳头乳晕感觉障碍的发生率和母乳哺养障碍的风险。另外，乳晕直径<3.5cm且乳晕皮肤弹性较小的患者不适合采用此法。

（1）于乳晕下缘设计切口，自切口向下方剥离3~4cm后向深层剥离，以最大限度减少对乳腺的损伤。

（2）根据选择的植入层次进行剥离：在植入于乳腺下层次时可直接在胸肌筋膜上腔隙进行剥离，植入于胸大肌下时可于胸大肌下进行钝性剥离。

（3）如于胸大肌下腔隙进行剥离，剥离完成后用拉钩将胸大肌组织拉起，暴露腔隙并植入假体。

注：如需行双平面植入假体，则需在胸大肌下端彻底离断。

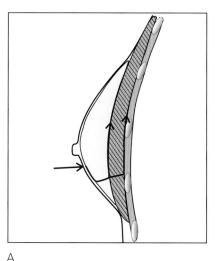 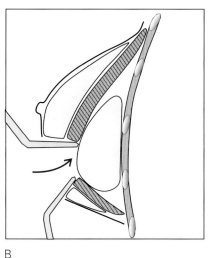 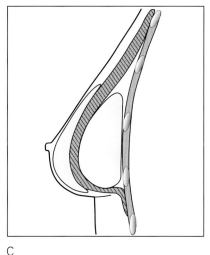

A   B   C

图7-1-20 乳晕入路法。A.选择植入平面。B.于胸大肌下腔隙进行剥离，用拉钩暴露腔隙并植入假体。C.胸大肌下植入假体后

3. 乳房下皱襞入路法（图7-1-21）

乳房下皱襞入路法是最便捷的术式，该术式通路短，操作最为简便，不伤及乳腺组织，可直接进入乳腺下或胸大肌下，剥离假体腔隙和止血可在直视下进行，但切口位于胸部正面，卧位时较为明显。当患者有瘢痕增生的倾向，或对乳房区域瘢痕有顾虑时，应提醒患者慎重考虑。

注：由于东西方文化习俗的差异，如"比基尼"的影响，乳房下皱襞入路法在西方国家应用广泛。

（1）于乳房下皱襞设计切口，向上方进行剥离。

（2）根据选择的植入层次进行剥离：在植入于乳腺下层次时可直接在胸肌筋膜上进行剥离，植入于胸大肌下时可于胸大肌下钝性剥离腔隙。

（3）剥离腔隙完全后植入假体。

注：如需行双平面植入假体，则需在胸大肌下端彻底离断。

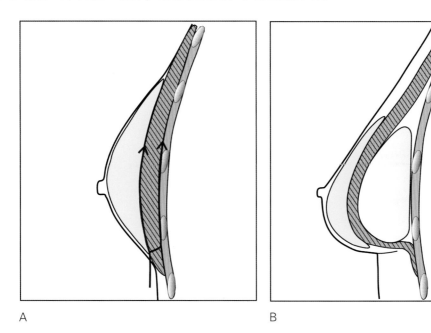

A　　　　　　　　　　　　　　　　B

图7-1-21　乳房下皱襞入路法。A.选择植入平面。B.胸大肌下植入假体后

补充

1.预防包膜挛缩

硅胶假体植入人体后，在其周围可形成包绕假体的纤维组织包膜，部分人的包膜在术后短期内发生挛缩，导致隆乳变硬及外形改变。可通过术后积极的手法按摩来预防包膜挛缩，使容纳假体的组织腔隙保持大于假体的大小。按摩一般于术后3天开始，每天3次（早、中、晚各1次），每次30min，持续按摩3个月至半年。按摩方法为以乳房为中心挤压推动假体，不可只按假体表面。也可采用俯卧位压迫胸部的方式按摩。

2. 副作用

硅胶假体作为一种身体异物，植入后可使免疫系统失调，导致各种自体免疫疾病，个别患者可能乳房发硬，甚至发生乳腺癌，虽然发生上述疾病的概率很小，但要引起足够的重视。硅胶假体破裂后，硅胶液的外漏渗出可能是导致以上疾病的原因，渗出如长期未被发现，则对免疫系统敏感的患者可造成危害。因此，术后要定期检查假体的完整情况。

3. 乳房假体相关的间变性大细胞淋巴瘤（BIA-ALCL）

乳房假体相关的间变性大细胞淋巴瘤（BIA-ALCL）是一种罕见的、与乳房假体相关的、CD30阳性、ALK阴性、T细胞非霍奇金淋巴瘤。它的发生率很低，为1/300万~1/50万。

BIA-ALCL的病因迄今为止尚不明确，不过有研究表明这一疾病的发生可能与亚临床的感染和假体表面生物膜的形成有关。假体包膜或者淋巴结内的慢性炎症引起局部淋巴细胞浸润，在一些细胞因子产物的协同作用下，可刺激恶性克隆的发生。

这一疾病的临床表现主要分两大类：一类是以血清肿或假体周围渗液为主要表现；另一类是以肿块为主要表现。两者可以合并出现。

对于怀疑为BIA-ALCL的患者，首选进行超声检查，可以检查假体周围是否有积液或肿块，以及局部淋巴结的情况。如果结果不明确，可以再行MRI检查。对于积液，可用细针穿刺抽出渗出液；对于肿块或淋巴结，可以进行穿刺活检，取出的标本进行组织学、微生物学、细胞学等检测。

对于BIA-ALCL的治疗，需手术时同时取出对侧假体和包膜，并且不建议再次植入新的假体。需要切除的病变组织包括假体、包膜、局部肿块和渗液部位，以及累及的淋巴结。

对于没有肿块的BIA-ALCL患者，单纯的外科手术治疗就可获得很好的治疗效果，术后复发率低，生存时间长。对于伴有肿块的患者，无论是术前扪及还是在术中发现肿块的，外科手术后均有较高的复发率，需进行化疗药物治疗。

巨乳缩小术

巨乳症是指腺体、脂肪及结缔组织过度增生使乳房体积增大的一种疾病。巨大的乳房不仅给患者的行动带来不便，更因为其重力对肩部的长期牵拉而会导致患者的肩部、腰部的肌肉和关节发生慢性损伤。严重的巨乳和乳房下垂可导致乳房下极与邻近腹壁皮肤长期接触、摩擦，进而出现湿疹、皮炎和皮肤糜烂，甚至皮肤软组织感染。巨乳缩小术可显著减轻患者生理及心理上的负担。

注：乳房美学

（1）标准胸围：完美乳房的胸围为身高的0.55倍左右，与腰围、臀围的比例约为1.00∶0.72∶1.10。

（2）正面观标准：完美乳房的乳头平面通过肱骨中点附近，胸乳距和乳头间距构成边长16.0~21.0cm的略扁的近等边三角形，下皱襞呈半圆形。乳晕直径参考值在各人种间有一定差异，一般认为欧美女性以3.0~4.0cm的乳晕直径为美，＞5.0cm则为过大；国内女性标准值较欧美小约0.5cm。乳头直径应为乳晕的1/3，乳头高度在1.0cm左右。

（3）侧面观标准：完美的乳房上极坡度为直线或略突出，下极为近似1/4半圆的凸面。乳头位于乳房的最突出平面，以乳头平面为界的乳房上极、下极的高度比例为45∶55，乳头微微上翘。

一　矫正方法

需行巨乳缩小术，切除肥大、松弛的乳房皮肤、皮下组织，以形成半球形的乳房皮肤外壳，其切口大致可分为倒T形、垂直切口及环乳晕切口。

需切除过度增生的乳腺组织，矫正下垂的乳房，以形成半球形的乳房实体，去除多余的腺体组织时，需保留1~2支主干血管为蒂，以确保乳头、乳晕的血运供应。蒂的选择上有上方蒂、下方蒂、内侧蒂和垂直双蒂等。

需调整乳头的位置至肱骨中点左右或乳房下皱襞投影点处，并重新调整乳晕至合适的大小。

补充

1.乳房的血供

乳房的血供主要来自胸廓内动脉、胸廓外动脉、胸肩峰动脉和肋间动脉。这些主干血管在胸大肌深面和腺体浅面吻合成网，前者发出穿支穿过胸大肌进入腺体，后者形成以乳头为中心的血管网。

胸廓外动脉主要营养乳房外侧，胸肩峰动脉主要营养乳房上部，这两条动脉是在乳房上部或外上部形成蒂的基础；胸廓内动脉主要营养乳房内侧，是乳房内侧形成蒂的基础；第1肋至第5肋或第6肋间动脉发出的分支和穿支营养乳房下部，是乳房形成下蒂和中央蒂的基础。

2. 乳房肥大及下垂的分级

乳房肥大常伴有不同程度的乳房下垂，国内乳房肥大及下垂分级标准将其分为轻度、中度、重度。乳头下降1~7cm，单侧切除乳房组织量<200g的，为轻度肥大下垂；乳头下降7~12cm，切除组织量为200~500g的，为中度肥大下垂；乳头下降>12cm，切除组织量>500g的，为重度肥大下垂。

二　手术方法

常见的治疗乳房下垂的手术：倒T形切口乳房缩小术、垂直切口乳房缩小术和环乳晕切口乳房缩小术。

倒T形切口乳房缩小术

倒T形切口乳房缩小术（图7-2-1），应用广泛，适用于各种程度的乳房肥大。皮瓣蒂部，可选择上方蒂、下方蒂、内侧蒂、垂直双蒂等。缺点是瘢痕明显，呈倒T形。

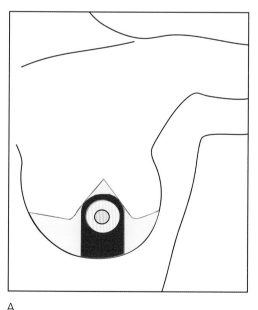
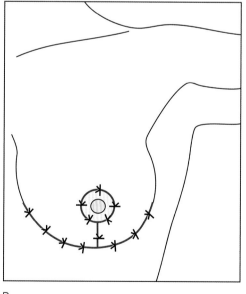

A　　　　B

图 7-2-1　倒 T 形切口乳房缩小术的手术示意图。A 术中保留下方蒂。B. 缝合后

1. 手术设计（图7-2-2）

（1）设定新乳头位置A点，A点约位于乳房下皱襞在体表投影处或略偏下方。

（2）在乳头斜下方向两侧约6.5cm呈倒V对称画线标记B及B'点，用手将B及B'点无明显张力闭合。

（3）将乳房推向外侧，标记乳房下皱襞内侧止点C。将乳房推向内侧，标记乳房下皱襞外侧止点

D，于乳房下皱襞弧线连接C、D。

（4）连接B、C与B'、D。

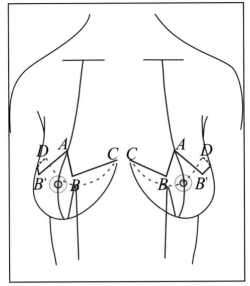

图7-2-2　术前设计

2.手术步骤（图7-2-3）

（1）将下蒂皮瓣表皮去除（乳头、乳晕除外）。

（2）去除蒂内侧、蒂外侧及上方的乳腺及脂肪组织。

（3）将下蒂皮瓣的中部在第4肋间锁骨中线处用缝线缝合固定于胸大肌表面。

（4）将B及B'与E点缝合。关闭创面，观察外形。

（5）于A点处以2cm为半径画乳晕，切开皮肤后显露乳头、乳晕，并将其固定。

注：

（1）将A点处设计为尖角而非直接设计成乳晕形状，可方便调整双侧乳晕位置的对称。

（2）下蒂的宽度6~8cm，组织厚度10cm，乳头、乳晕处组织厚度约5cm。

（3）术中可采用粗的橡皮管或弹力套环结扎乳房根部，使半流动的乳房体固定、皮肤绷紧，可减少术中出血，且有利于带蒂皮瓣的去上皮的操作。

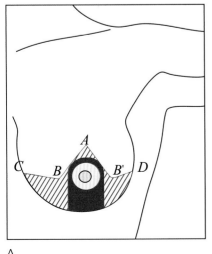

A

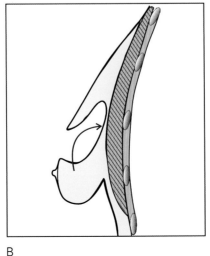

B

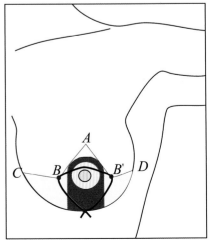

C

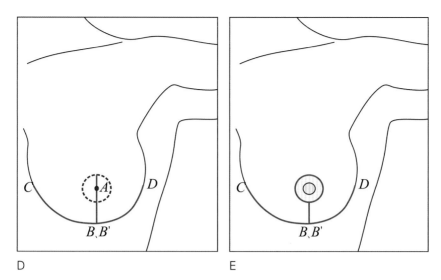

图 7-2-3 倒 T 形切口乳房缩小术的手术原理。A. 去除下方蒂表皮及蒂两侧软组织。B. 去除蒂上方软组织并掀起下方蒂，将下方蒂固定悬吊于第 4 肋胸肌筋膜。C. 关闭乳房以观察外形。D. 确认双侧乳房 A 点对称后，以 A 点为中心设计圆形，半径为 2cm，去除皮肤以显露乳头、乳晕。E. 缝合

垂直切口乳房缩小术

垂直切口具有术后瘢痕小，没有切口延期愈合的特点，术后可以长期维持圆锥形隆起的乳房外形。但由于切除量少，难以切除大量乳房组织（图7-2-4）。

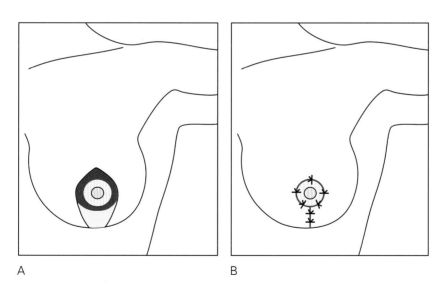

图 7-2-4 垂直切口乳房缩小术的手术示意图。A 术中保留上方蒂。B. 缝合后的外观

1.手术设计（图7-2-5）

（1）将锁骨中点及乳头连线至乳房下皱襞处。

（2）将乳房向外侧及内侧推送，再在与上述连线位置一致处标记内侧与外侧切除范围。

（3）设定新乳头位置B点，B点位于乳房下皱襞在体表投影处，为皮肤切开的最高点。

（4）D、E位于乳房下皱襞下方2cm在体表投影处，为垂直切开的最上部。连接B、D和B、E。

（5）切除范围最低点F距离乳房下皱襞2~6cm，可根据切除量调整其距离。

（6）内、外侧切除线在最低点相交。

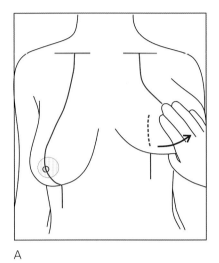 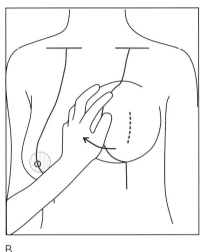 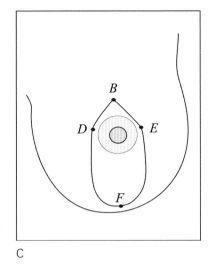

A   B   C

图 7-2-5 垂直切口乳房缩小术的术前设计。A.向外侧推乳房时，根据上方及下方轴线标记出内侧切除线。B.向内侧推乳房时，同理画出外侧切除线。C.设计画线

2.手术步骤（图7-2-6）

（1）将上蒂皮瓣表皮去除（乳头、乳晕除外），直到乳晕下缘2~3cm处。

（2）切开术前设计的切口，向内侧、外侧及下皱襞方向进行剥离。

（3）将下部乳腺组织在中央部进行剥离，并去除。

（4）在新的乳头、乳晕位置，将皮瓣深部与显露的胸肌筋膜最上部固定。

（5）拉拢并缝合D、E。

（6）拉拢缝合下方乳腺组织，形成垂直切口。

（7）于B点处以2cm为半径画乳晕，切开皮肤后显露乳头、乳晕，并将其固定。

（8）乳房下皱襞处会出现猫耳及褶皱，可视情况进行脂肪抽吸。

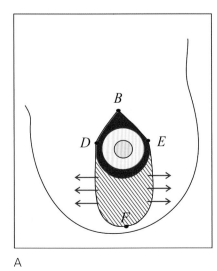 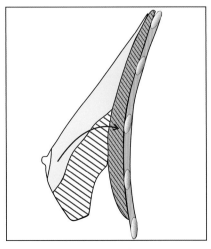

A   B

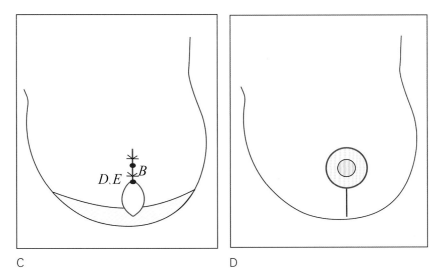

图7-2-6 垂直切开乳房缩小术的手术原理。A.保留真皮的上方蒂及在蒂的内侧、外侧下方潜行剥离。B.切除乳头、乳晕下方的组织，将上方乳腺组织悬挂固定于胸肌筋膜。C.拉拢 D、E，对乳房下皱襞处可进行脂肪抽吸。D.将乳头、乳晕外遮挡部分皮肤去除，暴露乳头、乳晕并缝合

环乳晕切口乳房缩小术

环乳晕切口乳房缩小术后瘢痕位于乳晕外缘，较易被接受（图7-2-7）。但切除组织及皮肤量相比于倒T形切口乳房缩小术及垂直切口乳房缩小术要少。

注：在乳头上移距离不超过6cm、外径直径＜10cm时，环乳晕切口乳房缩小术后乳晕周围的褶皱尚不十分明显；当超出此范围时，需要加垂直切口，否则内外环直径差别大易造成乳晕周围褶皱及明显瘢痕。

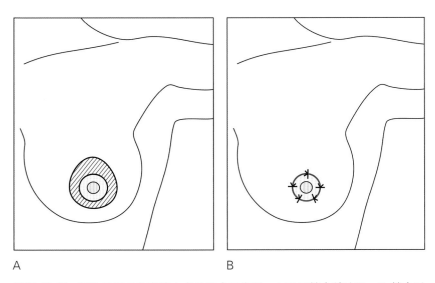

图7-2-7 环乳晕切口乳房缩小术的手术示意图。A.乳晕缝合前外观。B.缝合后

1.手术设计（图7-2-8）

（1）A点为新乳晕上缘，位于锁乳线，乳房下皱襞体表投影上方2cm处。

（2）切除范围最低点B距离乳房下皱襞的值取决于乳房预估的大小，一般C罩杯或B罩杯，需要保

留7cm，一个较小的乳房需要保留5cm。

（3）C点为内侧点，距离中线8~12cm。

（4）D点为AB线的镜像点。

（5）ACBD呈椭圆形，在卧位时椭圆区域几乎变为圆形。

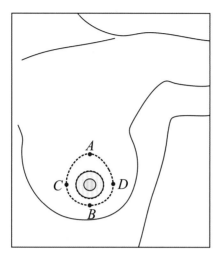

图7-2-8　环乳晕切口乳房缩小术的
手术画线

2.手术步骤（图7-2-9）

（1）将上蒂皮瓣表皮去除（乳头、乳晕除外），直到乳晕下缘2~3cm处。

（2）沿2点至10点方向切开已经去掉表皮的真皮，向乳房下皱襞进行皮下剥离。

（3）在乳房经线上垂直切开乳房下极腺体。可倒T形切除部分腺体。

（4）将蒂下方乳腺组织瓣固定于胸肌筋膜上以悬吊固定。

（5）如不需要切除腺体组织，也可通过内陷折叠术来提升圆锥形乳房。

（6）环形连锁缝合封闭创面。

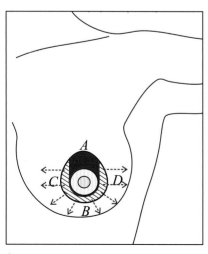

A

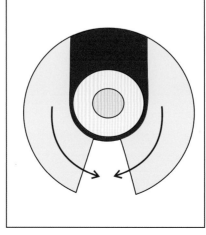

B

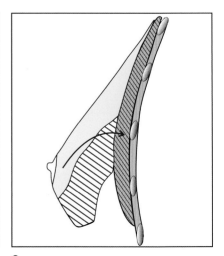

C

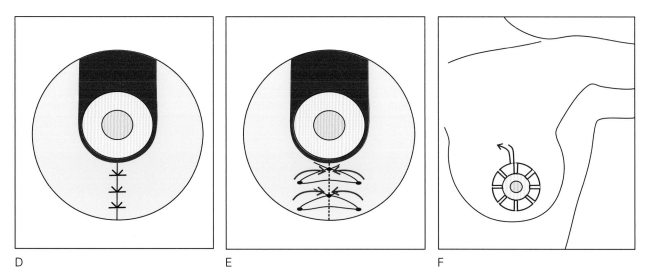

D   E   F

图 7-2-9 环乳晕切口乳房缩小术的手术方法。A. 保留乳晕外环内及蒂部真皮，在外环除蒂部外进行剥离。B. 垂直切开乳房下方的腺体，如乳腺需减量，可行倒 T 形切除。C. 将蒂下方腺体悬吊于胸肌筋膜。D. 缝合下方腺体。E. 如不去除腺体，也可行腺体内陷折叠术。F. 环形连锁缝合封闭创面

第三章 乳头缩小术

乳房是女性的第二性征和形体美的重要组成部分，乳头作为乳房最突出的部分，在形体美的构成中，有着不可忽视的作用。乳头肥大者在穿着轻薄的衣物和泳装时，常常由于明显突出的乳头而感到尴尬，并可产生明显的心理压力。

一 矫正方法

东方人正常乳头直径为8~12mm，高8~10mm，乳头肥大是指乳头直径＞12mm，有的甚至＞20mm，形状呈球形或菌伞形。手术可于乳头基底部环形切除表皮，上、下切口缝合后以缩短乳头高度，可于乳头上方行梭形或楔形切除缝合以缩小乳头的直径。

二 手术方法

1. 手术设计（图7-3-1）

在乳头非勃起状态下，根据患者的要求和术前交流确定术后乳头的大小。先确定高度，沿乳头基底画出1条基线A，再依据缩小高度画出平行于A的B线，B线以上乳头为新乳头高度。然后，确定乳头直径，根据乳头的形状和预期大小，在乳头边缘设计 1~3个梭形或楔形皮瓣，手术中予以去除，剩余部分缝合后确定新乳头的直径。

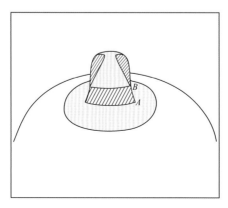

图 7-3-1　乳头缩小术的手术设计

2. 手术步骤（图7-3-2）

按设计去除 *A*、*B*线之间的表皮组织，保留真皮组织，再切除*B*线之上的梭形皮瓣的皮肤和皮下组织。彻底止血，间断缝合梭形皮瓣，间断缝合*A*、*B*线，形成新乳头。

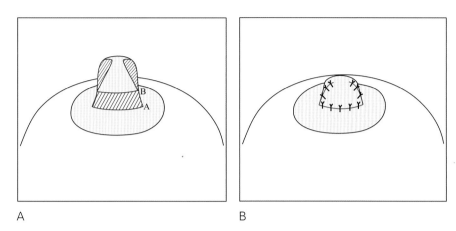

图 7-3-2 乳头缩小术的手术步骤。A. 去除组织。B. 缝合

注：

（1）术中保留真皮下血管网，以保证乳头的血运。

（2）梭形切除设计在乳头边缘，保留了中央乳管，不影响哺乳。

（3）大多数肥大乳头表现为基底狭窄、顶端肥大的"蘑菇"状，因此设计梭形切除后，*B*线长度和*A*线长度相近，缝合容易。无须在乳头基底、乳晕做附加切口。

补充 **行其他手术方法，因乳腺管的开口处被切断所以术后无法哺乳**

1. L形切除

在乳头的头端中央做L形切除，将剩余的一半组织向下弯曲缝合，可以降低乳头的高度（图7-3-3）。

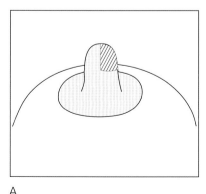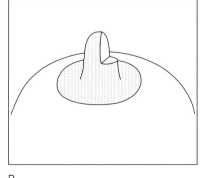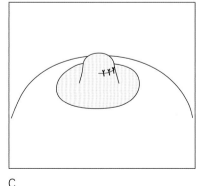

图 7-3-3 A. 术前设计。B.L 形切除乳头部分组织。C. 将切除后的组织弯曲对位缝合

2. V形切除

　　在乳头的头端中间做V形切除，将剩余的部分缝合关闭。根据切口线在乳头的高度及切口线在基底的位置，可以决定缩小乳头的高度及直径（图7-3-4）。

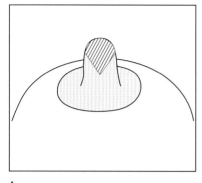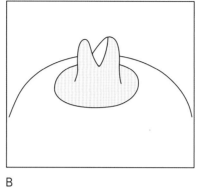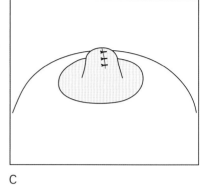

A　　　　　　　　　　　　B　　　　　　　　　　　　C

图7-3-4　A. 术前设计。B.V 形切除乳头部分组织。C. 将切除后的组织对位缝合

第四章

乳头内陷矫正术

乳头内陷是一种较为常见的女性乳房畸形，临床表现为乳头凹陷于乳晕之中，乳头不能突出乳晕或是低于乳晕平面，呈火山口样畸形。乳头内陷不仅影响女性乳房的美观和哺乳功能，而且内陷的乳头易积聚污垢，造成糜烂、感染、有异味等，给患者的身心健康带来一定的不良影响。

一 矫正方法

乳头内陷分为原发性和继发性两类，临床以原发性者多见。原发性乳头内陷是由于乳头、乳晕平滑肌和乳腺导管发育不良，伴有内部纤维束牵拉，且乳头下缺乏支撑组织及乳腺管向内牵拉所致。继发性乳头内陷缘于外伤、炎症，或是乳腺癌的症状之一。乳头内陷根据内陷程度不同分轻度、中度和重度。

分度

轻度内陷：乳头部分内陷，乳头颈仍在，用手较易将乳头挤出，乳头大小与正常相似。

中度内陷：乳头全部内陷于乳晕之中，但仍可用手挤出乳头，乳头大多缺乏颈部，并较正常为小。

重度内陷：乳头完全埋于乳晕下方，挤压后乳头不能复出，无乳头颈。多伴有乳腺导管发育不良，即使内陷外形获得矫正，也存在哺乳困难。

方法

（1）对于轻度的乳头内陷，可行保守负压吸引或器械持续牵引进行治疗，但无法解决乳头基底部支撑不足的问题。

（2）对于中度乳头内陷，可行去表皮对偶菱形真皮脂肪瓣的方法，术中充分松解乳头下的乳腺导管，通过组织移植填充空虚的乳头，以及缩窄乳头颈。

（3）对于重度内陷，可联合进行去表皮对偶菱形真皮脂肪瓣及器械持续牵引的治疗办法。

二 手术方法

器械持续牵引法

适用于轻度乳头内陷。

1. 手术设计（图7-4-1）

选用20mL一次性塑料注射器，拔除内芯，截取尾部1.5~2.0cm长度做支架，在支架上端及基底部相当于时钟2点、4点、8点、10点方向的位置穿4个直径约1mm的小孔。

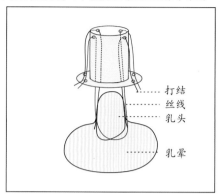

图7-4-1 器械持续牵引法的手术设计

2.手术步骤

在乳头基底部用1号钢丝穿过2点、8点及4点、10点方向的位置后拉出，将乳头牵引器套入乳头，下垫凡士林纱布，将穿过乳头基底部的钢丝或丝线经牵引器上方的小孔穿出，将乳头提起，比术后高2~3mm（因支架去除后乳头存在少量回缩，所以在牵拉时需少量地过矫），经支架下方小孔固定。佩戴时间为6个月。

注：器械持续牵引法具有对乳腺导管破坏较小、操作简便、术后血运正常以及效果稳定等优点。比较适合有哺乳要求且内陷程度较轻的女性。但因未切断挛缩乳腺导管及周围纤维组织，故复发风险较高。且乳头内陷可能伴有乳腺导管发育不良，即使佩戴矫正器后恢复乳头突出的外形，也有可能在产后无法正常哺乳。

去表皮对偶菱形真皮脂肪瓣法

适用于中、重度乳头内陷。

1. 手术设计（图7-4-2）

将内陷乳头挤出，用1号缝线贯穿缝合乳头，牵出至正常位置，用亚甲蓝标出乳头范围，圆形直径8~10mm。经乳头正中水平线向上内、上外两侧设计菱形皮瓣*ABDC*，皮瓣短轴BC在乳头颈基底，约占1/4周长，长轴的顶点*A*、*D*分别在乳头顶及乳晕边缘内。

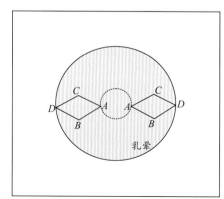
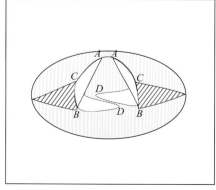

图7-4-2 去表皮对偶菱形真皮脂肪瓣法的手术设计。A.标记画线。B.模拟皮瓣对偶折叠后形成新乳头的方法

A

B

166

2.手术步骤（图7-4-3）

（1）按切口设计线切开菱形瓣各边至真皮浅层，去除表皮，然后切开两个菱形瓣边缘至皮下组织，留尽量多的脂肪组织于皮瓣侧，形成两个蒂在乳头方向的真皮脂肪瓣。

（2）用牵引线拉起乳头，用眼科剪在乳头基底部细致分离挛缩的平滑肌及结缔组织，必要时部分切断挛缩的乳腺导管，直至与对侧切口贯通，形成乳头下隧道。将两侧组织瓣翻转180°，经乳头隧道填充于乳头下方空虚处，将尖端D缝合于对侧切口缘真皮层上。

（3）将菱形瓣两短轴端B、C拉拢缝合。

（4）如为重度乳头内陷，可结合器械持续牵引法治疗。术后2周调整牵引力量，术后4~8周拆除外牵引器。

注：术中保留了主乳腺导管及大部分副乳腺导管，很大程度上保留了患者的哺乳功能。同时可在真皮脂肪瓣的基础上，采用器械牵引器进行持续牵引，使手术松解后的乳头基底部空间充溢的小血凝块有充裕的时间机化，形成新的纤维组织，进一步填充支撑乳头基底部，同时缓慢牵引使乳腺导管及平滑肌纤维缓慢持续松弛，防止乳腺导管及平滑肌纤维的快速回缩，从而达到治疗目的。持续牵引能促进皮肤表皮细胞和成纤维细胞的分裂增殖及胶原纤维的合成，并使血管组织增生，以术后4周最明显，达到矫正乳头下纤维条索挛缩的目的，起到适度延长乳腺导管的作用。

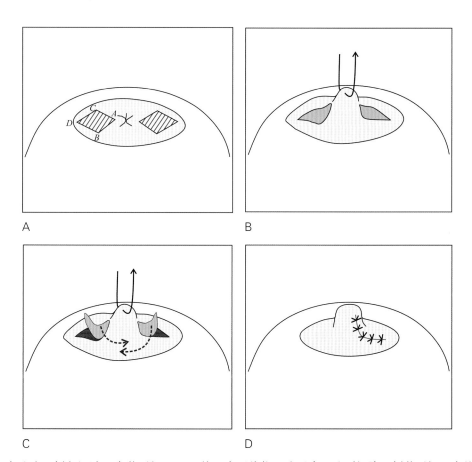

图7-4-3 A.在乳头两侧各设计1个菱形切口。B.使用牵引线将乳头引出，分别切除两侧菱形切口内的表皮。C.于菱形外缘做切口，切至真皮层，形成蒂在内侧的真皮组织瓣，在乳头基底仔细分离挛缩的平滑肌纤维和结缔组织，使乳头充分松解后将两侧组织瓣垫于空虚的乳头基底部。D.皮下缝合切口两侧，使乳头颈部缩小，防止乳头回缩并缝合皮肤

第五章

乳晕缩小术

女性哺乳后乳房因皮肤松弛、青春期乳晕发育过大等情况都可形成乳晕肥大的外观，导致乳头、乳晕复合体与乳房之间比例失衡，不仅影响女性乳房的整体和谐美，严重者往往造成女性自卑的心理。

一 矫正方法

女性乳晕正常直径为3.5~4.5cm，如果大于此范围，则为乳晕过大，常见于妊娠或哺乳后。手术于乳头基底设计双环形皮肤切除区域，将多余的乳晕皮肤切除后缝合以减小乳晕直径。可于外环设计尖端朝外的楔形切口以缩小乳晕外环直径。

二 手术方法

1.手术设计（图7-5-1）

以乳头根部与乳晕交界处作为双环的内环，距离乳晕外缘内1.5cm处设计外环，并在外环以外的乳晕范围设计2~4个尖端朝外的楔形切口，以缩小外径周长。

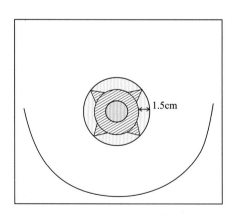

1.5cm

图7-5-1 乳晕缩小术的手术设计

2.手术步骤（图7-5-2）

（1）去除双环之间的乳晕全层皮肤，外环切开至乳腺腺体表面，适当进行剥离。

（2）用可吸收线将外环皮下组织直接悬吊固定于乳头根部的结缔组织上，以减少切口张力。

（3）按设计的楔形切口全层切除乳晕皮肤。

（4）逐层缝合各处切口。

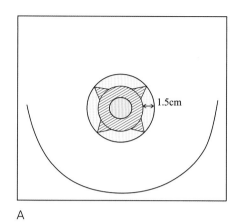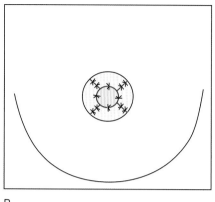

图7-5-2 A.按标记切除多余的乳晕皮肤。B.缝合皮肤

补充

（1）通过传统方法的乳晕周围切口虽然可以切除多余的乳晕区皮肤，但对于大部分东方人来说，乳晕周围的环形切口仍难以完全避免形成可见的瘢痕。重力牵拉的单向作用往往导致切口瘢痕增生、变宽，甚至造成乳晕继发畸形（图7-5-3）。

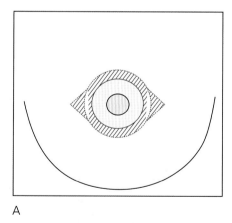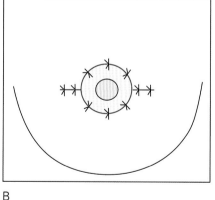

图7-5-3 传统的乳晕缩小术。A.标记画线。B.切除多余乳晕皮肤后缝合

（2）采用乳头根部双环切口，由于切口隐藏于整体相对固定的乳头基底部，使得缝合后的环形切口形成一个整体，受到张力牵拉时，能够将张力分散至乳头周围的整个切口，避免了单向牵拉时造成的局部张力过大，从而避免乳晕切口逐渐增宽而影响远期效果，也避免了明显的切口瘢痕。

（3）楔形切口可以减小外环切口的周径，避免了严重乳晕过大时内外周径相差过大而引起的切口皮肤皱褶。可通过增加楔形切口的角度来适应更大的周径，但过大的角度会增加缝合时的张力以及术后乳晕的直径，楔形切口的角度以30°~60°为宜。过多的楔形切口会影响皮瓣的血运，楔形切口的数量以2~4个为宜。

EIGHTH PART

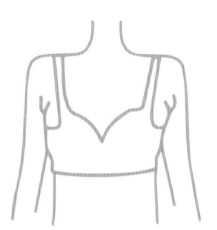

腋部
AXILLA

第一章 腋臭祛除术

腋臭又称局部臭汗症，具有遗传倾向，多在青春期发病，青壮年期分泌最为活跃，气味也最明显，较严重的会影响患者的日常生活及社交。

一 矫正方法

腋臭是由于腋窝顶泌汗腺（大汗腺）增生，分泌的汗液排至皮肤表面后，在皮肤细菌的分解作用下产生不饱和脂肪酸和氨而形成异味。手术通过在脂肪浅层顶泌汗腺分布区皮下潜行分离，将其分离成皮瓣，翻转皮瓣后在直视下直接清除其上大量的顶泌汗腺分泌部（皮瓣深部脂肪层少量未被清除的顶泌汗腺仅残留部分分泌部，导管部在皮瓣修剪时也被剪断破坏，从而使腋臭得以治愈）。

> **补充**
>
> 腋臭手术时机应严格掌握在18岁以后。顶泌汗腺是由小汗腺逐渐演变而来的，8岁时即存在，随着年龄的增长，其数量和大小逐渐增加。18岁以前进行手术治疗，此时顶泌汗腺发育尚未完全成熟，术中难以彻底清除，术后仍会产生异味。

二 手术方法

手术步骤（图8-1-1）

（1）患者平卧，双上肢外展90°，双手抱头，沿腋毛分布范围向外扩展0.5~1.0cm画线。

（2）顺腋窝皱襞于剥离范围中央位置做切口，长3~4cm。

（3）于腋浅筋膜层潜行分离腋毛区皮瓣，翻转皮瓣，在直视下修剪粉红色粟粒样腺体及皮下脂肪组织，至暴露真皮层，尽量保留真皮下血管网。

（4）适当修剪切口边缘皮肤，电凝止血，留置引流条，缝合。

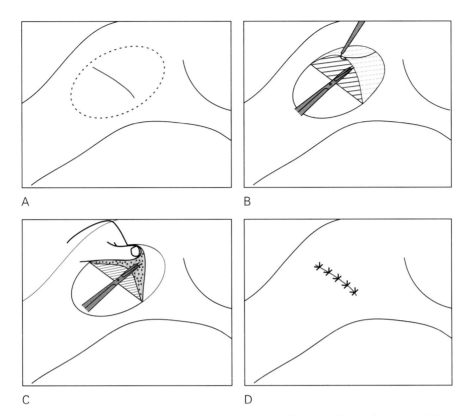

图 8-1-1 A. 于腋窝皱襞中间设计切口。B. 于腋浅筋膜层潜行分离腋毛区皮瓣，翻转皮瓣。C. 在直视下修剪粉红色粟粒样腺体及皮下脂肪组织，至暴露真皮层。D. 缝合皮肤

第二章 腋窝副乳切除术

腋窝副乳是女性的一种常见疾病，发病率为1%~5%，常有遗传性，一般多在正常乳腺的附近，常为双侧，有的副乳仅皮下存在乳腺组织，有些明显的副乳上可见有乳头及乳晕组织。副乳在月经期、妊娠期和哺乳期，可发生肿胀、疼痛，甚至有乳汁分泌。副乳癌的发病率为0.1%，仅有腺体而无乳头的副乳易发生癌变，有些腺体较大的副乳也影响美观，故腋下副乳应进行手术切除。

> **补充**
>
> 仅有腺体而无乳头的副乳，由于没有乳汁输出系统或乳汁输出系统不完善不能使乳汁排出副乳腺，乳汁潴留在副乳腺内一段时间内便会分解，易产生致癌的乳汁因子。

一 矫正方法

人类的乳房与其他哺乳动物一样，在胚胎时期，乳房始基由腋下分布至腹股沟，每侧始基的连线称为"乳线"。正常情况下，除了胸部的一对乳房始基发育，其余始基均退化消失；若不退化，则形成副乳，多见于腋部。手术采用腋下小切口，在直视下彻底切除副乳腺组织和多余脂肪，将瘢痕隐藏于腋窝皱襞内（图8-2-1）。

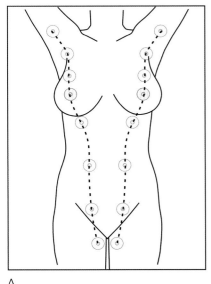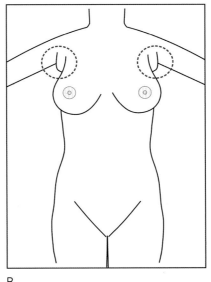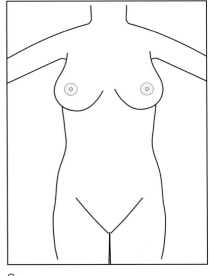

A   B   C

图 8-2-1 A.乳线分布。B.腋窝副乳。C.腋窝副乳切除后

> **补充** 真性副乳与假性副乳
>
> 真性副乳凸出部位皮下存在乳腺组织，与女性正常乳腺一样出现周期性经前期胀痛改变，妊娠期增大较明显。因乳腺组织存在恶变可能，需进行手术切除。
>
> 假性副乳凸出部位皮下为脂肪组织，一般没有经前期疼痛的表现，多因为内衣持续穿着不当导致。可通过吸脂或手术治疗。

二 手术方法

1. 手术设计

患者站立位，标记副乳范围，并向外缘1cm标记分离过渡区。于腋窝顶部皮肤横向皱襞上标记出长2.5~3.0cm的切口线。若副乳较大且皮肤松垂，可标记梭形皮肤切口。

2. 手术步骤（图8-2-2）

（1）患者平卧，双上肢外展90°，取术前设计切口，切开皮肤及皮下组织。

（2）在皮下潜行分离至标记范围，于深筋膜层将副乳腺组织及周围多余脂肪完整切除。

（3）收拢上肢观察外观，修剪脂肪组织，确保局部平整后缝合，留置引流条。

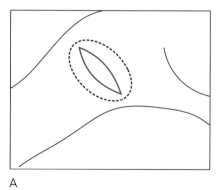
A

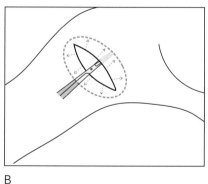
B

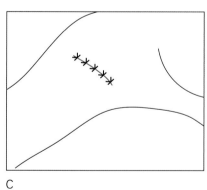
C

图 8-2-2 腋窝副乳切除术。A. 腋窝副乳标记范围及梭形切口标记。B. 剥离副乳。C. 缝合切口

NINTH PART

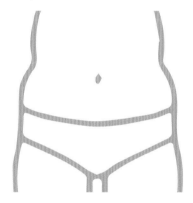

腹部
ABDOMEN

腹壁成形术

腹壁局限性的脂肪堆积不伴有组织松弛的肥胖者，可通过体育锻炼，增强肌张力来达到减肥的目的。伴有轻度组织松弛者，可采用抽吸去脂术进行调整。而腹直肌分离者，或体重剧烈下降、多次妊娠导致明显存在皮肤组织松弛者，则需进行手术治疗。

注：

1. 腹直肌分离

正常人体双侧腹直肌距离应<2cm，腹直肌分离（图9-1）是指双侧腹直肌在腹中线部位距离增大，超过2cm，可导致腹部肌肉无力，一般不引起临床症状。妊娠期，随着胎儿在子宫内生长，子宫扩大，腹腔脏器发生移位，腹壁承受的机械性压力增加，腹白线拉伸变薄，腹直肌松垮，腹直肌间的距离增大，从而产生腹直肌分离。几乎所有妊娠晚期女性均会发生不同程度的腹直肌分离，多数患者可在分娩后自行恢复，无典型临床症状，但部分患者分娩后恢复不理想，影响患者腹壁的正常解剖结构和功能以及躯干、骨盆的稳定性，引起腰背部疼痛，严重者可导致腹壁疝的形成。

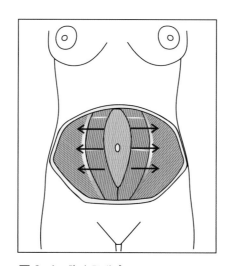

图 9-1　腹直肌分离

2. 腹直肌分离距离的测量方法

患者取仰卧位，双膝弯曲成90°，脚掌平放（脚跟与坐骨对齐），全身放松，检查医生将单手手指置于患者肚脐位置；嘱患者进行腹式呼吸，在呼气的同时将其头和肩慢慢抬离床面（使腹壁肌肉收缩），此时检查医生的手指轻轻下压，检查是否有腹直肌分离，如感受不到紧张的肌肉，则向两边挪动手指，直到感受到肌肉的力量，肌肉之间的最远距离为腹直肌分离的距离。一般1指以内的为正常，2~3指的无法自我恢复，需通过运动改善，3指以上的需要进行手术治疗。

一 矫正方法

腹壁松弛的患者赘皮量较多，部分患者伴有腹直肌分离，因此腹壁成形术可由内至外从多个层次进行修复来达到矫正的目的。首先对存在腹直肌分离的患者进行腹直肌的拉拢缝合，其次在腹直肌前鞘也可进行连续褥式缝合来收紧深层组织，最后通过切除多余的皮肤及皮下组织进行皮肤层次的修复，如果横向赘皮较多，也可设计进行倒T形皮肤切除。

二 手术方法

手术设计

患者直立位，标记正中线及切口线。于阴毛上边缘画1条弧线，至阴毛两侧边缘后，沿腹股沟向上外侧延伸，至两侧髂前上棘，即为预计切除的下方切口线，需注意两侧的对称性。于脐周标记直径约2cm的圆形切口线。

手术步骤

1. 微创腹壁成形术 （图9-2）

适用于下腹部（脐下）轻度皮肤及组织松弛的患者，术中无须进行脐重建。

在上腹部及侧腹部可辅以脂肪抽吸，在下腹部可通过切除皮肤组织来改善皮肤松弛的情况。

（1）沿设计的下切口线切开皮肤、皮下组织直至深筋膜层，在深筋膜浅层向上剥离并掀起皮瓣，达脐下2~3个手指宽度。

注：深筋膜表面要保留薄层筋膜组织，以减少出血和保证术后渗出液的吸收。

（2）根据下腹部情况及患者的意愿决定是否进行倒T形切除。

注：倒T形切口因有纵向切口，其最大的优点在于有横向收紧作用。其缺点为：皮瓣相交处血运较差，容易发生皮瓣坏死；也因存在纵向切口，故可出现瘢痕不美观的问题。

（3）分离深筋膜至腹直肌前鞘，通过横向褥式缝合拉紧腹直肌前鞘以收紧腰部曲线。

（4）调整手术台，使受术者背部抬高，屈髋、屈膝，使躯干与大腿的角度为100°~110°。

（5）将腹部皮瓣向下牵拉，两侧对称性拉紧皮肤，标出手术切除上界，将皮瓣多余部分切除，并临时固定切口上、下缘。

（6）对外形满意后逐层缝合。

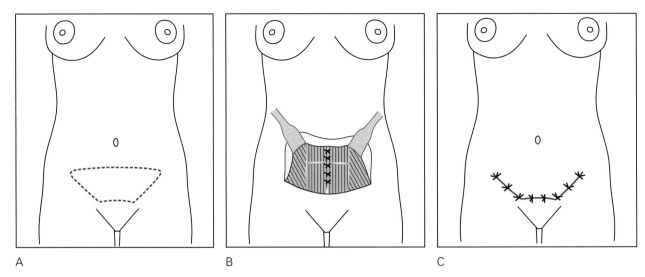

A	B	C

图9-2 微创腹壁成形术。A. 预计切除范围。B. 由下方切口切开直至深筋膜浅层，向上剥离至脐下，间断缝合拉紧腹直肌前鞘。C. 缝合切口

2. 标准腹壁成形术（图9-3）

适用于上、下腹部都存在多余的组织，并能接受脐周有瘢痕的患者，术中可对腹直肌分离并对腹部疝进行修补。

（1）沿脐孔标记线切开，直至深筋膜，将脐分离出，在脐颈周围保留适当厚度的脂肪组织，以保证脐部血供。

（2）沿设计的下切口线切开皮肤、皮下组织直达深筋膜层，在深筋膜浅层向上剥离，掀起皮瓣达脐水平。

（3）呈倒T形切开，由中线切开腹部皮瓣直达新的脐孔位置，纵分为二。继续向上分离，中线达剑突，两侧至肋缘，外端至腋前线。

（4）对分离的腹直肌前鞘行横向褥式缝合，使其靠拢达到适当张力。同法将肋缘与脐之间及脐与耻骨联合之间的肌肉筋膜折叠缝合收紧，以利于腰部曲线的形成。

（5）调整手术台，使受术者背部抬高，屈髋、屈膝，使躯干与大腿的角度为100°~110°。

（6）将腹部皮瓣向下牵拉，两侧对称性拉紧皮肤，标出手术切除上界，将皮瓣多余部分切除，并临时固定切口上、下缘。

（7）在两髂嵴最高点连线与腹中线交点处定位新的脐部位置，在标记处做长2cm的垂直十字切口，切透皮瓣，将脐茎拉出，在3点、6点、9点、12点方向的位置缝合固定，将缝合线深部缝挂至深筋膜。修剪去除多余腹部皮瓣皮肤及脐孔周围脂肪，使其与脐孔圆周相称。

注：脐部形状要稍低于腹壁平面，呈凹陷状。

（8）逐层缝合。

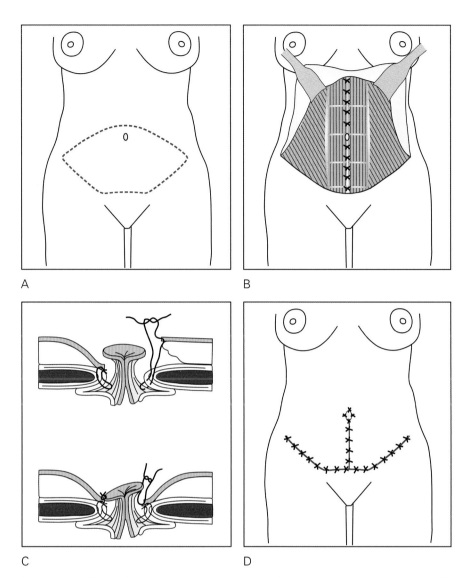

图 9-3 标准腹壁成形术。A. 预计切除范围。B. 于深筋膜浅层切开并潜行分离后拉紧腹直肌前鞘。C. 脐部重建。D. 缝合切口

补充

（1）进行切口标记时，如患者着内衣，应标记内衣的范围，将切口设计于内衣遮挡范围内。

（2）低位的切口距离耻骨联合6~7cm，以免影响阴阜的形态。

（3）需结合术中腹部皮肤的切除量，设计高位切口线的位置，以确保切口能够闭合。

（4）在腹壁脂肪堆积处进行标记，可通过脂肪抽吸进行减量。

（5）严格遵守美容原则，上、下腹比例应约为6：4，术后脐与耻骨联合的距离不能少于9cm，如果少于9cm，应进行脐移位的术式。

TENTH PART

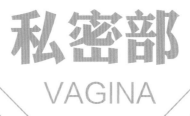

私密部
VAGINA

第一章 小阴唇缩小术

小阴唇（图10-1-1）是位于大阴唇内侧的一对纵向皮肤皱襞，为片状组织，较细薄，表明光滑无阴毛，富有弹性，具有保持阴道口湿润，维持阴道自净，以及防止外来污染的瓣膜功能。各种原因，如骑车、穿紧身裤、分娩损伤、性交刺激、阴道炎症、皮肤弹性减退等，会导致小阴唇肥大或双侧形态不对称、形状不规则。小阴唇肥大常影响尿流方向，骑自行车和步行时存在局部不适，同时小阴唇的局部色素沉着也会造成患者的精神痛苦。

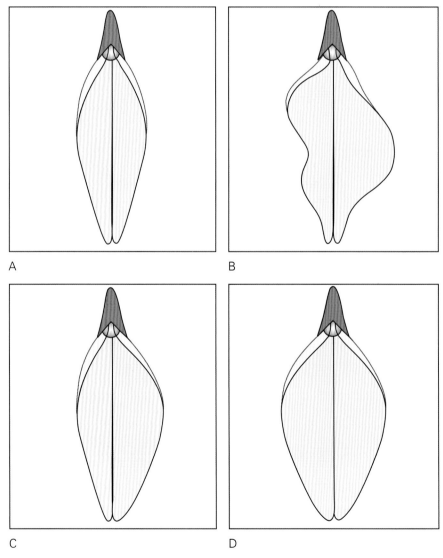

A

B

C

D

图 10-1-1 A.正常小阴唇形态呈弯月形。B.不规则的小阴唇形态。C.单侧小阴唇肥大。D.双侧小阴唇肥大

矫正方法

小阴唇的正常宽度为1.5~2.0cm，小阴唇肥大时其基底部至外侧缘距离＞4.0cm、立位时两侧小阴唇可超出大阴唇1cm以上。可通过去除过宽的小阴唇组织以矫正小阴唇肥大。

> **补充**
>
> 理想的小阴唇上：中：下宽度的比例约为2：3：1（图10-1-2）。

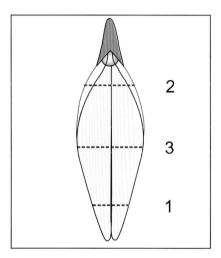

图10-1-2　理想的小阴唇上、中、下宽度的比例为约 2:3:1

手术方法

 直接切除法

1. 手术设计（图10-1-3）

患者仰卧取截石位，在无张力情况下向外侧轻轻牵拉开小阴唇，以阴唇系带与包皮分开处为设计起点，以小阴唇下方1/4~1/3处为设计终点，将切口设计成弯月形，剩余的小阴唇宽度为1.0~1.5cm。如不希望术后保留黑色部位，可以黑色素沉着处为内界。

2. 手术步骤（图10-1-4）

（1）按设计切除外侧小阴唇组织，小阴唇内侧去除的组织较外侧略多，使缝合后形成向内收拢的效果。

（2）修薄小阴唇外缘：用蚊式钳钳夹小阴唇外缘内侧组织后将其切除或由小阴唇边缘向中心方向进行楔形切除。

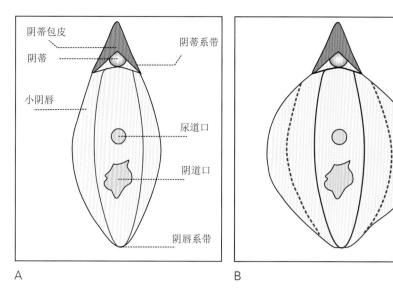

阴蒂包皮
阴蒂
小阴唇

阴蒂系带

尿道口

阴道口

阴唇系带

A   B

图 10-1-3 A. 小阴唇。B. 直接切除法的手术设计

（3）双侧外形对称并取得满意效果后逐层缝合小阴唇。

注：直接切除法保留了小阴唇的基底部组织，将外侧的深色部分皮肤切除，使粉红色的皮肤外露，对小阴唇颜色有很大的改善。但小阴唇周缘被重塑，自然度略差。

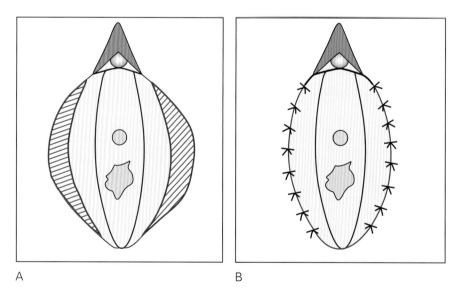

A   B

图 10-1-4 小阴唇肥大直接切除。A. 设计切口。B. 切除多余组织并缝合后

注：

（1）阴唇上方可分为两处褶皱，外侧延续为阴蒂包皮，内侧在阴蒂头上沿着阴蒂头分开，形成两侧小系带。标记切除线的上端应从距离系带1~1.5cm处开始，以防止小阴唇过度切除。

（2）直接切除法最常见的并发症是操作者会无意识地切除过多的小阴唇，发生这种情况的原因是在小阴唇外侧的皮肤量远比从黏膜侧观察的量要少，如仅在内侧（黏膜侧）做切割，则可能会导致严重后果（小阴唇"截肢"）。此外，在拉扯阴唇标记时往往因阴唇弹性较大而过多地标记切除量。当不确定切除量是否过多时，可先少切除一些，再进行修剪。标记线在阴唇的内侧应于Hart线之外（Hart线是用来区分小阴唇鳞状上皮和柱状上皮的分界线）。

皮瓣切除法

1. 手术设计（图10-1-5）

患者仰卧取截石位，在无张力情况下向外侧轻轻牵拉开小阴唇，双侧对比，根据小阴唇肥大的情况，设计楔形切口OBC，蒂部OA长度至少为1.2cm，OA应>1/3 OC以保证血运。OB与OC长度大致相似，OBC即为切除范围。按此设计线切除后，剩余小阴唇的宽度可在1.5~2.0cm的解剖学宽度范围内。

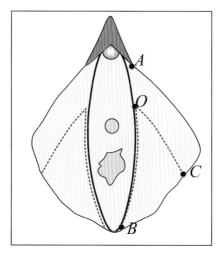

图10-1-5 皮瓣切除法的手术设计

2. 手术步骤（图10-1-6）

（1）按设计好的切口线全层切除多余组织，形成以OA为蒂的小阴唇瓣。

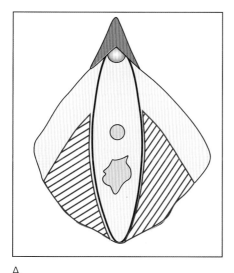

A

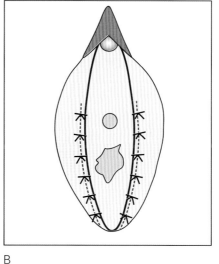

B

图10-1-6 保留上蒂的小阴唇皮瓣切除法。A. 切除多余的组织。B. 缝合后

（2）旋转皮瓣，将*OC*与*OB*重合，双侧外形对称并取得满意效果后用可吸收线缝合小阴唇肌层，用尼龙线缝合小阴唇表皮层。

注：皮瓣切除法未损伤小阴唇周缘组织，保留了小阴唇边缘正常的颜色、质地和轮廓，使小阴唇的外观自然美观，术后瘢痕留于小阴唇基底部，隐蔽，不易挛缩。但小阴唇周缘的颜色未发生改变。

中间去表皮法

1. 手术设计（图10-1-7）

在切口内距小阴唇上端约 1.5cm、下端 1.5cm、外侧缘 1~1.5cm、内侧方 0.5cm处做染色标记，勾画出拟切除的表皮部分。

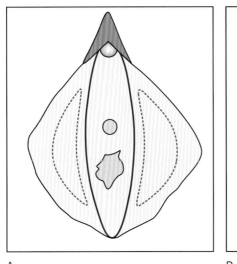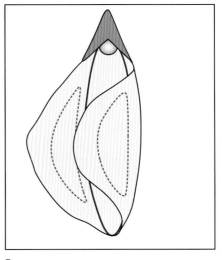

A　　　　　　　　　　　　B

图 10-1-7　A、B.中间去表皮法的手术设计

2. 手术步骤（图10-1-8）

（1）沿标记线在小阴唇内侧做切口，要浅切，切勿切透，轻轻剥离切口内表皮。

（2）同法于小阴唇外侧做对应处理。

（3）缝合内外侧小阴唇表皮。

注：

（1）中间去表皮法可以最大限度地保留小阴唇组织，从而避免损伤血管、神经等结构。但是该方法不能切除过长的小阴唇边缘，且会使小阴唇基底肥厚，使其舒展性受到限制，因此，适用于轻度肥大且菲薄的小阴唇患者。

（2）有学者将小阴唇内侧缝线设计在黏膜区，外侧缝线设计在大阴唇、小阴唇沟处，以期达到瘢痕隐蔽的美容效果，但是对于皮下组织过多的小阴唇，仍有造成其基底过于肥厚的问题。

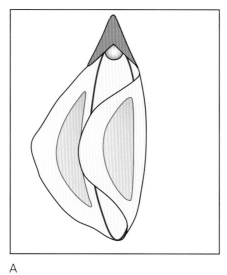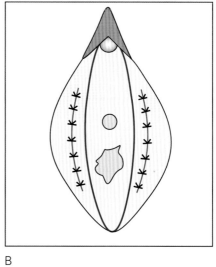

A   B

图10-1-8 中间去表皮法。A. 去除中间表皮。B. 缝合后

第二章 阴蒂包皮过长矫正术

女性阴蒂含有丰富的神经末梢，对触摸、挤压感觉敏感，类似于男性阴茎，为女性最敏感的部位。阴蒂外有阴蒂包皮覆盖，包皮长短因人而异，使女性得到快感的程度有所差异，而过长的包皮则影响阴蒂的兴奋性，可通过手术调整阴蒂包皮的覆盖量，调整阴蒂与包皮的比例，使女性更易达到高潮。

一 矫正方法

阴蒂包皮过长时可通过适当去除多余的皮肤，上推过长的包皮，缩小阴蒂帽来显露阴蒂。

二 手术方法

1. 手术设计

根据患者阴蒂包皮的形态，于阴蒂包皮处设计两个V形或U形切口，并重合于下方两侧皮肤处。

2. 手术步骤（图10-2-1）

（1）按设计的切口线切开阴蒂包皮，将两个V形或U形切口间的多余阴蒂包皮去除。

（2）将切口对合，将下方皮肤向上牵拉并缝合以显露阴蒂。

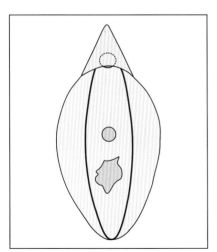 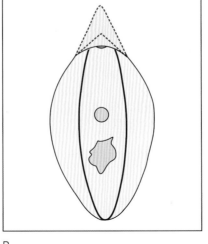 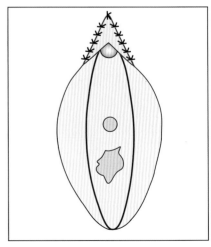

A   B   C

图10-2-1 A. 阴蒂包皮过长。B. 设计皮肤切除范围。C. 将包皮向上牵拉并缝合

第三章

处女膜破损修复术

处女膜为附着于阴道外口处的薄层黏膜组织（图10-3-1），对保护幼女生殖系统有重要作用。随着生殖系统发育成熟，处女膜的保护作用下降，其本身也变得菲薄而脆性大，血供不佳。成年女性处女膜本身无其他的生理功能，但在心理上却占有很重要的地位。在中国传统文化中，处女膜是女性贞洁的象征，它的重要作用是新婚之夜出血即"见红"。但处女膜常由于性交、剧烈运动、手淫、手术操作等原因破裂，为解除因处女膜破损造成的心理压力及精神痛苦，可行处女膜破损修复术。

> **补充**
>
> 由于成年后处女膜血运不佳，有的处女膜破裂不出血，或只有轻微出血。实际上，处女紧缩的阴道壁在第一次性交被轻微撕裂时方出血较多。

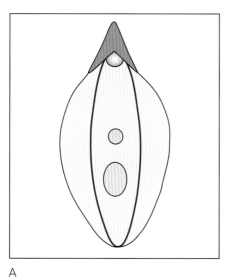 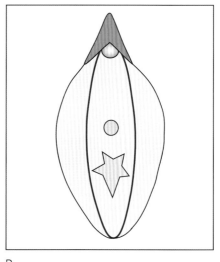

A   B

图 10-3-1 A. 完整的处女膜。B. 破裂的处女膜

一 矫正方法

行处女膜破损修复术需去除破裂的处女膜缘的表面黏膜，再次制造出创面，通过直接缝合或瓦合式缝合（图10-3-2）将破裂的处女膜缘缝合，重新形成处女膜环。若缝合张力较大，可同期行阴道缩紧术，减少张力并增加出血概率。

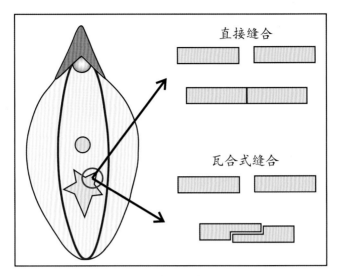

图 10-3-2　直接缝合及瓦合式缝合

二　手术方法

直接缝合法（图10-3-3）

（1）去除处女膜裂口缘的部分组织，使之形成创面。

（2）于裂缘中央纵向剖开，适当分离后，将内、外层分别对位缝合，使处女膜仅留通过1小指大小的孔径。

注：

（1）对于短时间内有性生活要求及不能避免剧烈活动的患者，可在房事前2~3天行直接缝合法治疗，无须等待创面最佳愈合，以达到出血目的为主。手术简单，操作时间短。

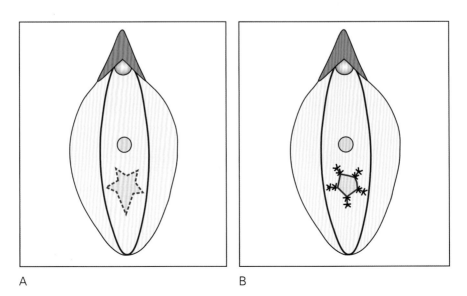

A

B

图 10-3-3　A. 使处女膜裂缘形成创面。B. 将创面对合呈环状缝合

（2）缝合线可采用患者的头发丝或5-0白色可吸收线（线头剪短），白色缝线容易被血染色，即使术后2~3天有性生活，脱落的红色线结也不易被察觉。

（3）在局部肿胀麻醉前，可使用利多卡因软膏涂于局部，以减轻局部注射时的疼痛感，特别是对于过分紧张、痛觉过敏的患者更为适用。而局部肿胀麻醉可使处女膜解剖清晰，减少术中出血。两种麻醉方式结合，可使患者在毫无痛觉的状态下接受手术，并使医生的操作清晰简便。

瓦合式缝合法

（1）用眼科剪在处女膜裂口相邻两瓣处剪除一侧内侧面的薄层黏膜，再剪除另一侧面的一薄层黏膜。

（2）将两处创面瓦合在一起，缝合边缘。

注：对于要求及时修补破裂的处女膜且短时间内无性生活的患者，可于经期后3~7天行瓦合式缝合，这样可以增加接触面，减轻切口的张力，保证术后的血运，确保修补成功。

阴道缩紧+瓦合式缝合（图10-3-4）

（1）在一侧处女膜环断端沿*ABFE*去除外表层的黏膜，形成新鲜黏膜创面（M瓣），在对侧处女膜环断端沿*CDHG*去除一层内层黏膜，形成新鲜创面（N瓣）。

（2）楔形去除*B*点至*D*点间的阴道内黏膜，用1号缝线将处女膜基底黏膜下的肌层两侧对合并收紧缝合。

（3）将肌层缩紧后的N瓣向M瓣靠拢，将去除外层黏膜的M瓣及去除内层黏膜的N瓣瓦合式重叠缝合。使处女膜环容纳1小指通过为宜。

注：由于处女膜很薄，即使应用瓦合式的缝合方式可增加对合面积，但对于阴道口宽松的患者来说，术后仍存在张力过高、愈合欠佳的问题。因此，对于阴道宽松的患者，可在瓦合式缝合的基础上，再加以处女膜基底环的修复，楔形去除阴道部分黏膜及瘢痕组织，缩紧阴道口处的处女膜环。其优势在于可减少术后切口张力，并大大增加出血的概率（处女膜环断裂或因阴道口黏膜撕裂均可造成出血）。

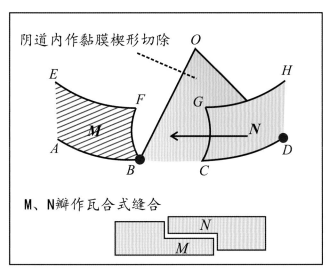

图 10-3-4 阴道缩紧 + 瓦合式缝合修复处女膜

第四章 **大阴唇缩小术**

正常大阴唇为平坦的或突起的结构，但由于妊娠、年龄增长、体重明显下降或遗传等因素的影响，大阴唇可出现肥大增厚、大阴唇局部皮肤出现松弛下垂或过度突出等问题，在穿紧身衣时其外形更加明显，为避免影响正常的社交生活，可对患者行大阴唇缩小术。

一 矫正方法

患者多为大阴唇形态异常且有褶皱，缺乏性吸引力，而手术通过在垂直方向上切除阴唇皮肤组织来实现大阴唇缩小。

二 手术方法

1. 手术设计

将内侧切口线设计在大、小阴唇间沟（有阴毛区与无阴毛区交界）处，外侧切口线根据皮肤弹性来设计，切除范围包括大部分的多余阴唇上皮。

2. 手术步骤（图10-4-1）

（1）按设计的切口线切开皮肤，进行浅表性皮肤切除，切口深度为2~3mm。注意不要损伤浅会阴筋膜，如浅会阴筋膜有损伤，可以用细口径可吸收线修复。

（2）逐层缝合。

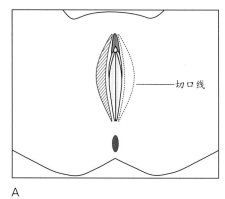
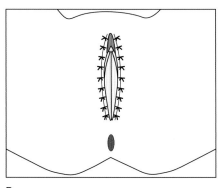

A   B

图10-4-1 A. 大阴唇缩小术的切除范围。B. 缝合皮肤

第五章　阴道缩紧术

女性性高潮的主要因素来自正常的阴道收缩力和弹性、足够的阴道摩擦力、阴道和盆底肌肉的强有力的收缩而产生的盆腔内压和阴道内压。阴道松弛时由于盆底肌肉收缩力弱，盆底张力低，使阴道及盆腔内压低，在性生活时不能使双方产生足够的握抓感和摩擦感，导致阴道和阴茎对刺激的反应迟钝或无反应，很难达到性高潮，甚至无性高潮发生，因而阴道松弛是影响夫妻感情的一项重要因素。

注：没有性经历的成人女性阴道内径为2~2.5cm，有性经历的女性为3.5~4.0cm，而有分娩经历的女性为4.5~5.0cm，相对于无性经历的女性阴道内径增大近2倍。

一　矫正方法

阴道松弛症常发生在中年妇女或经历多胎自然分娩的女性中，多表现为阴道内肌肉松弛，阴道外口宽大，阴道口距肛门距离缩短，可通过增加阴道收缩能力的同时缩窄阴道外口、延长阴道口至肛门的皮肤长度矫正。通过使阴道后壁下肛提肌缩紧可矫正阴道松弛，通过缩窄阴道外口并对会阴体部进行重建可延长阴道外口至肛门间的距离。

注：肛提肌位于盆膈中，有加强盆底托力及阴道括约肌的作用，当肛提肌因分娩或年龄增长而伸展，两肛提肌距离增宽、肌力减弱时，阴道壁逐渐失去支持，导致阴道松弛。

二　手术方法（图10-5-1）

（1）确定重建后的阴道及会阴体的位置：用两把Allis钳钳夹下方处女膜缘两侧，向中线牵拉合拢，确定阴道口的大小，使合拢后的阴道口宽约2指为宜。

（2）将Allis钳向两侧拉紧，沿会阴皮肤与阴道后壁黏膜交界线横向切开，深至黏膜下层。

（3）用组织钳提起切口中点的阴道后壁黏膜，伸进弯钝的组织剪，弯面向上，沿正中线一张一合分离阴道后壁与直肠筋膜，剪刀应紧靠阴道后壁，以免损伤直肠。分离深至阴道后壁5~6cm处，沿阴道后壁正中向上剪开，分离至顶端，使之与横切口呈倒T形。

（4）用湿纱布包裹手指，向上、外方向分离阴道直肠筋膜、肛提肌。自分离顶端开始间断缝合阴道直肠筋膜，并间断缝合肛提肌（结扎前检测阴道口以正好容纳2指为宜）。

（5）剪除多余的阴道黏膜，用可吸收线自顶端开始缝合阴道黏膜至两把Allis钳处，将阴道后壁缝合完毕。

（6）缝合Allis钳下方的组织球海绵体肌，并逐层缝合皮肤，延长阴道口至肛门的距离。

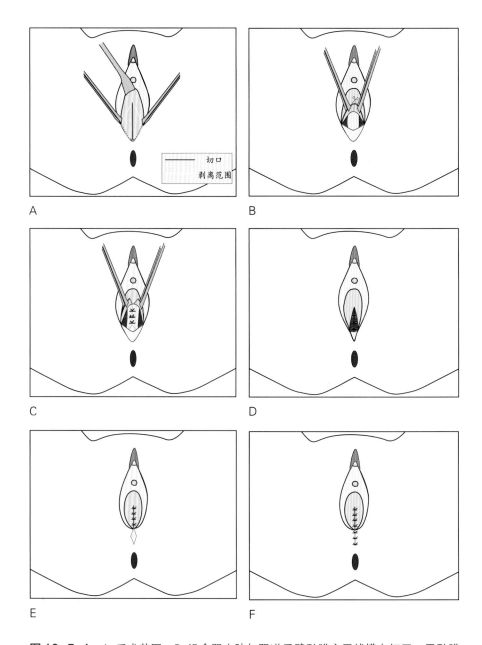

图10-5-1　A.手术范围。B.沿会阴皮肤与阴道后壁黏膜交界线横向切开，于黏膜下层分离深至阴道后壁5~6cm处。C.沿阴道后壁正中向上剪开分离至顶端，使之与横切口呈倒T形，并间断缝合阴道直肠筋膜。D.间断缝合肛提肌。E.切除多余的阴道黏膜后缝合阴道黏膜。F.缝合球海绵体肌，并逐层缝合皮肤

> **补充** 治疗单纯阴道松弛者（无须缩紧阴道口者）的手术方法

（1）依据阴道松弛程度，在阴道下段后壁3点和9点方向处，用亚甲蓝标记出一适当宽度的菱形黏膜区（图10-5-2A）。

（2）沿设计线切开黏膜，在黏膜下分离，切除设计的菱形黏膜，妥善止血，将阴道后壁阴道直肠筋膜及肛提肌相继拉拢缝合，以加强阴道的张力。

（3）缝合两侧创缘黏膜（图10-5-2B）

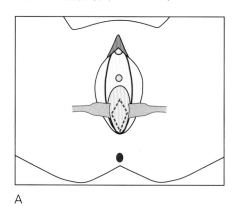 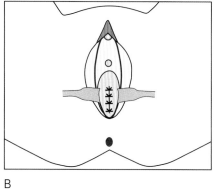

A   B

图10-5-2 A. 于阴道内黏膜设计菱形切除范围。B. 缝合黏膜下肌肉后对位缝合

第十一篇

ELEVENTH PART

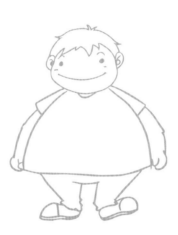

吸脂及脂肪填充

LIPOSUCTION
AND FAT TRANSPLANTATION

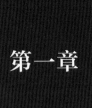

吸脂术

第一章

塑身美容目前已逐渐成为当今社会的一种潮流，运用吸脂技术吸除脂肪，已成为塑形最常见的方式之一。

一　矫正方法

吸脂是利用负压吸引，经小切口去除躯体局部蓄积的脂肪的方法。先于皮下脂肪层用注射器或压力型注射泵注射过量的肿胀液，再用吸脂针在负压下于吸脂区域反复穿刺做活塞运动，在穿刺通路中，由于脂肪组织的相对密度较低，所以可被吸出，进而达到减少脂肪细胞量的目的。

二　手术方法

1. 手术设计

在患者皮肤上做表面标记，一般以脂肪堆积较多的部位为中心，向外围画多个同心圆（或椭圆、不规则圆），越靠外圆，脂肪堆积越少。对于四肢或一些特殊部位，可画几个小的同心圆，因为这些部位可能存在多个脂肪堆积点。同时在位置不显著的区域还要标记出切口的位置。

> **补充**
>
> 吸脂是通过削减皮下脂肪的厚度达到缩小局部维度来改善体形的，如果局部隆起不是由脂肪堆积所致，那应用脂肪抽吸难以达到塑形效果。所以需要在术前预估术区的脂肪厚度，测量方法为：
>
> （1）指捏或用卡尺测量脂肪厚度，通过夹起皮肤和皮下组织测量其厚度，其值的一半约为皮下脂肪的厚度。虽然准确度差，但实用性强。
>
> （2）应用超声测量脂肪厚度，能客观反映术前、术后皮下脂肪的厚度，需精确脂肪厚度时可采用此方法。

2. 手术步骤

（1）于皮肤隐蔽位置设计切口，注入肿胀液，先注射于组织深层，再注射于组织浅层。对于小面积的吸脂，注入液与吸出液之比约为2：1，对于大面积吸脂（吸出3L以上），注入液与吸出液之比接近1∶1。操作中以灌注的皮下组织坚硬、皮肤变白、呈橘皮样外观为参考。

注：

1. 肿胀液配制比例

生理盐水1000mL，为肿胀液主体。

利多卡因400mg。清醒状态下可为600~800mg。正常局麻时利多卡因的极限是7mg/kg，但在吸脂术中往往可以达到35mg/kg，甚至55mg/kg，因为在脂肪抽吸的过程中，注入肿胀液后即刻抽吸，约70%的利多卡因会在脂肪抽吸的过程中被带出体外，加之肿胀液中肾上腺素缩血管的作用使利多卡因的吸收减缓，使利多卡因的血清峰浓度仍在安全范围内。

肾上腺素1mg。肾上腺素的作用为缩血管，减少操作过程中的出血。

5%碳酸氢钠10mL。碳酸氢钠的作用为中和利多卡因的pH，从而减轻局部注射后的灼烧感。

2. 预防及处理术后低温寒战

在使用肿胀液前，将装有肿胀液的盐水袋置于水浴箱中加热至35~40℃，以防止大量注入肿胀液后患者出现体温过低（核心温度低于35℃）的情况。人在低温时主要靠骨骼肌产热，围术期的低温寒战可对患者的心理、生理产生诸多不良影响（使心率加快，耗氧增加，凝血功能、免疫功能降低，电解质紊乱，感染概率增加等），对机体的康复极为不利。

如术后出现低温寒战，可静脉滴注地塞米松5mg，安返病房后将室内温度控制在26~28℃，加厚被褥，加温输注液体。

3. 针头的介绍（图11-1-1）

注水针：将肿胀液注入到吸脂的区域，注水针细长，钝头，针头后方两侧分布有4~6个小孔。

吸脂针：在术区打过肿胀液后，将脂肪由术区吸出。根据部位的不同，使用的针头粗细也不同，外径分为2mm、3mm、4mm、6mm等不同规格，钝头，针头后方有呈双孔、三孔的吸脂口，孔径大于注水针。可配合20mL或50mL注射器使用，吸脂过程中保持注射器内负压。

注脂针：可将吸出的脂肪植入到体内，填充脂肪时使用，钝头，为单孔以方便准确定位。

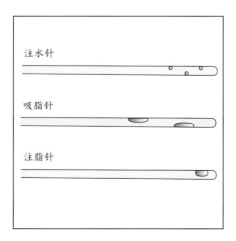

图 11-1-1　注水针、吸脂针、注脂针

（2）吸脂针由切口进入吸脂区，由深层向浅层呈扇形进行吸脂（图11-1-2）。抽吸时皮下脂肪需保留一定厚度，若其过薄，可能引起凹凸不平或皮肤坏死。

（3）吸脂完成后缝合切口。

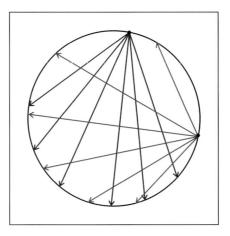

图11-1-2　在抽吸时呈扇形抽吸，以免出现体表高低不平的情况。如设计两个或多个切口，可互为交叉呈扇形抽吸，相互补充

三　身体各部位吸脂

1. 面颈部（图11-1-3）

适应证：指捏皮肤褶皱厚度＞1cm。

范围标记：上至颧弓、眶下缘，下至下颌角外1~1.5cm，鼻侧距口角线2cm，耳侧位于耳垂垂线，

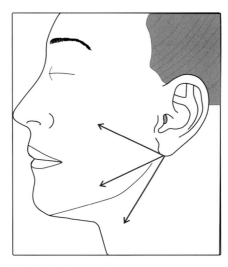

图11-1-3　面颈部吸脂

颏下部左右相连。

　　切口标记：于耳垂下缘皮肤褶皱处设计切口。

　　吸脂针孔径：3mm。

　　肿胀液量：每侧60~80mL。

　　吸脂层次：于SMAS浅层进行吸脂。保持吸脂针距皮肤表面0.3~0.5cm。

2. 上臂（图11-1-4）

　　适应证：指捏皮肤褶皱厚度＞2cm。

　　范围标记：上方至肩峰下2cm，下方至尺骨鹰嘴上方，外侧向前超过腋中线，内侧向内至腋后线。

　　切口标记：于腋后线顶点设计切口。

　　吸脂针孔径：4mm。

　　肿胀液量：1000~1500mL。

　　吸脂层次：于上臂深筋膜浅层进行吸脂。保持吸脂针距皮肤表面0.3~0.5cm。

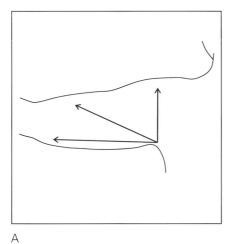 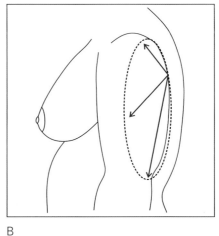

A　　　　　　　　　　　　　　　　　B

图11-1-4　A、B.上臂吸脂

3. 背部（图11-1-5）

　　适应证：指捏皮肤褶皱厚度＞3cm。

　　范围标记：上方至双肩，外侧靠近腋中线，下方至髂嵴上方，内侧距正中线2cm。

　　切口标记：①腋后线顶点。②乳房下缘平面与背部正中线交点。

　　吸脂针孔径：4mm。

　　肿胀液量：1500~2500mL。

　　吸脂层次：于背部浅筋膜层进行吸脂。保持吸脂针距皮肤表面0.3~0.5cm。

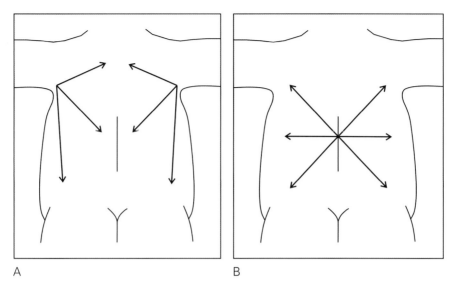

A   B

图 11-1-5 A、B. 背部吸脂

4. 乳房（图11-1-6）

适应证：指捏皮肤褶皱厚度＞1cm。

范围标记：上方至锁骨下方，下方至乳房下皱襞，内侧距正中线2cm，外侧至乳房向外侧延续的脂肪。

切口标记：①乳晕边缘。②乳房下皱襞。③腋前线顶点。

吸脂针孔径：4mm。

肿胀液量：每侧500mL。

吸脂层次：乳晕边缘切口吸脂层次位于乳房包膜浅层，保持吸脂针距皮肤表面0.3~0.5cm；乳房下皱襞切口吸脂层次位于乳腺后间隙。

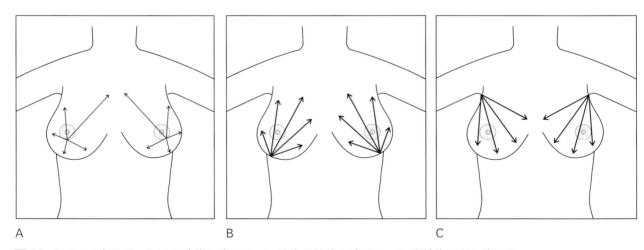

A   B   C

图 11-1-6 乳房吸脂。A. 乳晕边缘入路吸脂。B. 乳房下皱襞入路吸脂。C. 腋前线顶点入路吸脂

补充

治疗假性副乳，于腋前线顶点的腋窝褶皱处设计切口，于皮下脂肪层吸脂（图11-1-7）。

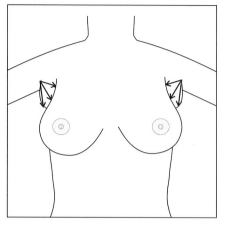

图 11-1-7　假性副乳，腋前线顶点吸脂

5. 髂腰部（图11-1-8）

适应证：体重增加，髂腰部外形改变明显时。

切口标记：①乳房下缘平面与背部正中线交点。②臀沟顶点。

范围标记：上方至乳房下方2cm平面，下方至腹股沟平面，外侧至腋中线。

吸脂针孔径：4mm。

肿胀液量：1000~2000mL。

吸脂层次：于胸腰筋膜浅层进行吸脂。保持吸脂针距皮肤表面0.5~1.0cm。

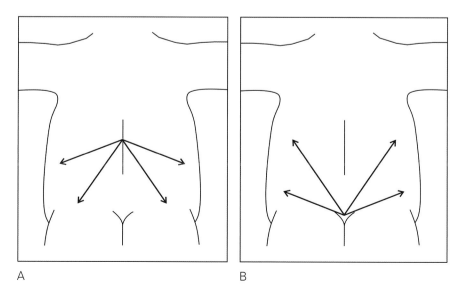

A　　　　　　　　　　　　　　　B

图 11-1-8　髂腰部吸脂。A. 乳房下缘平面与背部正中线交点入路。B. 臀沟顶点入路

6. 腹部（图11-1-9）

    适应证：指捏皮肤褶皱厚度>2cm。

    范围标记：上方至双侧乳房下方约2cm，下方至耻骨联合、腹股沟上方，外侧向后超过腋中线。

    切口标记：于脐缘设计切口。

    吸脂针孔径：4mm。

    肿胀液量：1500~2500mL。

    吸脂层次：于腹部深筋膜浅层进行吸脂。保持吸脂针距皮肤表面0.3~0.5cm。

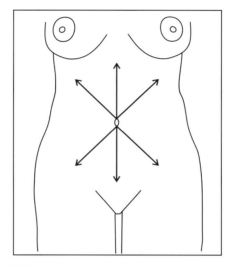

图 11-1-9 腹部吸脂

7. 臀部（图11-1-10）

    适应证：臀围线过大，并向两侧外下方松垂，呈倒三角形或四方形。

    范围标记：上方至双侧髂嵴顶点，下方至臀横纹上方，外侧至髂前上棘垂线外侧。

    切口标记：①臀沟顶点。②臀横纹。

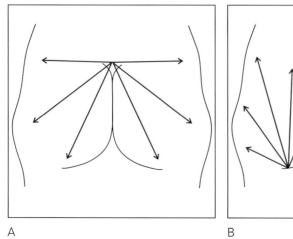 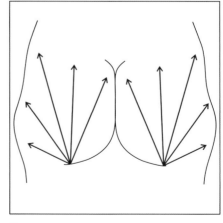

A   B

图 11-1-10 臀部吸脂。A.臀沟顶点入路。B.臀横纹入路

吸脂针孔径：4mm。

肿胀液量：1000~2000mL。

吸脂层次：于臀大肌筋膜浅层进行吸脂。保持吸脂针距皮肤表面0.5~1.0cm。

8. 大腿（图11-1-11）

适应证：指捏皮肤褶皱厚度＞2cm。

范围标记：大腿前方上界至腹股沟，下界至髌骨上缘2横指；大腿后方上界至臀股沟，下界至腘窝上方。

切口标记：①大腿前方切口位于腹股沟下端内侧靠近阴毛隐蔽处。②大腿后方切口位于臀横纹。

吸脂针孔径：4mm。

肿胀液量：1500~2500mL。

吸脂层次：于大腿深筋膜浅层进行吸脂。保持吸脂针距皮肤表面0.3~0.5cm。

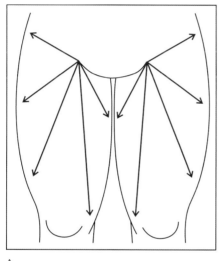 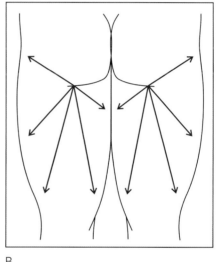

A   B

图11-1-11 大腿吸脂。A. 于腹股沟下端内侧隐蔽处设计大腿前方入路。B. 于臀横纹设计大腿后方入路

9. 小腿（图11-1-12）

适应证：指捏皮肤褶皱厚度＞2cm。

范围标记：上方至腘窝平面，下方至踝关节，内外侧向前超过腋中线。

切口标记：①腘窝横纹中点。②踝关节后方中点。

吸脂针孔径：4mm。

肿胀液量：1000~1500mL 。

吸脂层次：于小腿深筋膜浅层进行吸脂。保持吸脂针距皮肤表面0.3~0.5cm。

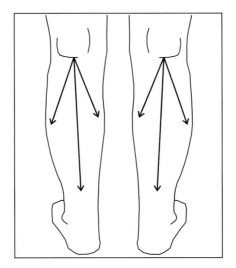

图 11-1-12　小腿吸脂，于腘窝处设计入路

第二章 脂肪移植术

用于注射填充移植的自体脂肪颗粒取材安全方便，供源充足，容易获取，微创无痕，无排斥反应，外形良好，手感自然，具有良好的组织相容性，是目前国内外最理想、最具发展潜力的人体软组织填充材料。

一　矫正方法

临床上自体脂肪颗粒注射填充移植后，早期处于缺血状态，依靠受区组织液渗透来获取营养，随后靠受区新生血管长入来建立血液循环。临床上一般以较细的针管将脂肪颗粒注射成点状或线状，形成多点、多隧道、多层次的注射，使脂肪颗粒以每点最小的体积获得最大的表面接触面积，以获得更多的营养，可减少脂肪的坏死和吸收。

注：自体脂肪移植后吸收率较高，其吸收率可达50%~70%，移植后脂肪不稳定的存活率是其主要限制因素。可采用"少量多次"或适度矫枉过正的方法来填充。

二　手术方法

1. 手术模拟

术前1天采用生理盐水注射模拟脂肪移植后的效果并大致判断脂肪需要量，并于第2天生理盐水被完全吸收后行脂肪移植。

2. 取脂肪颗粒

取脂肪颗粒参考第十一篇第一章吸脂术的内容，要注意的是：可在抽吸时于负压注射器内先保留1~2mL生理盐水以起到缓冲作用，减少对脂肪细胞的损害，增加存活率。供区以大腿和臀部脂肪为优先选择，其脂肪颗粒致密，较易存活，且深层的脂肪为代谢不活跃的脂肪，一旦形成难以消失，稳定性强，可提高脂肪移植的存活率。

3. 脂肪组织的提纯

将收集到的脂肪（于注射器内）竖直静置，脂肪漂浮在上层，推去下层含血细胞的液体，在注射器内以生理盐水清洗至颜色纯净后弃去生理盐水备用。

也可采用低速离心的方法，将离心机调至800转3分钟，将油脂及肿胀液与脂肪分层。

4. 脂肪注射

于受区周围隐蔽处设计切口，均匀注射，由远及近，边注射边退针。采用多层次、多隧道的注射方式，使脂肪颗粒与受区软组织接触面积尽可能大。注射后按摩至平整。因脂肪注射后存活率仅为30%~50%，且注射的脂肪内含有一定量的生理盐水，所以可适度矫枉过正。

三 常见部位脂肪填充

1. 额部（图11-2-1）

入路：两侧眉正中上方发际线内。

注射量：10~20mL。

注射层次：皮下层、骨膜上层。

2. 颞部（图11-2-2）

入路：两侧眉尾上方发际线内。

注射量：每侧4~6mL。

注射层次：颞浅筋膜下。

颞部填充时，应注意观察颞部与额部及面颊的衔接过渡。

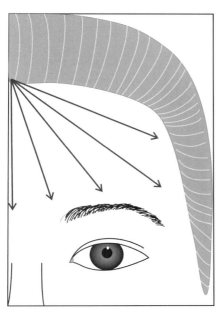 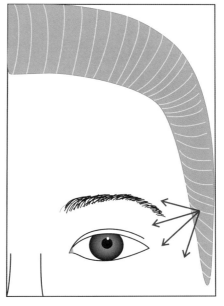

图 11-2-1 额部脂肪填充   **图 11-2-2** 颞部脂肪填充

3. 眉间川字纹（图11-2-3）

入路：眉头处。

注射量：2~4mL。

注射层次：皮下层。

4. 眉弓（图11-2-4）

入路：双侧眉头、眉尾。

注射量：2mL左右。

注射层次：皮下层、骨膜上层。

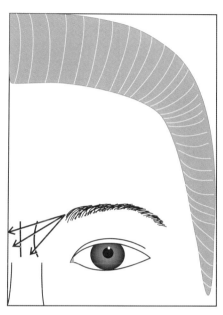

图 11-2-3 眉间川字纹脂肪填充　　**图 11-2-4** 眉弓脂肪填充

5. 眶周（图11-2-5）

入路：上睑于眶外侧壁内缘，下睑于下睑外眦部。

注射量：3mL左右。

注射层次：皮下层（上睑凹陷、下睑眼台、泪沟）、骨膜上层（泪沟）。

眼袋严重时，可考虑先通过手术将眼袋去除或通过眶隔释放来填充泪沟。

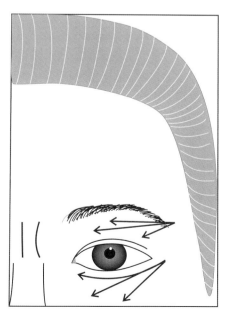

图 11-2-5 眶周脂肪填充

6. 颧部（图11-2-6）

　　入路：双侧颧骨外缘。

　　注射量：每侧3~10mL。

　　注射层次：皮下层、骨膜上层。

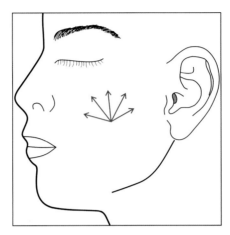

图 11-2-6　颧部脂肪填充

7. 颊部（图11-2-7）

　　入路：口角旁。

　　注射量：每侧5~8mL。

　　注射层次：皮下层。

面颊凹陷常见于消瘦女性，颧骨会相对显得凸出，给人以憔悴感。

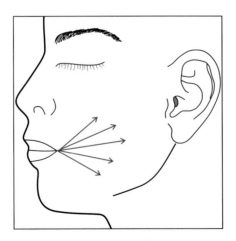

图 11-2-7　颊部脂肪填充

8. 鼻部（图11-2-8）

　　入路：鼻尖或眉间。

　　注射量：4mL左右。

　　注射层次：骨膜上层。

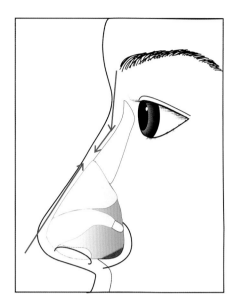

图 11-2-8 鼻部脂肪填充

9. 耳垂（图11-2-9）

入路：耳垂下方（背侧）。

注射量：每侧1mL左右。

注射层次：皮下层。

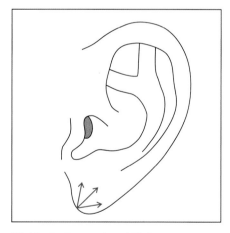

图 11-2-9 耳垂脂肪填充

10. 鼻唇沟（图11-2-10）

入路：鼻唇沟下方口角旁。

注射量：4mL左右。

注射层次：皮下层（鼻棘水平以下）、骨膜上层（鼻棘水平以上）。

填充鼻唇沟时可同时填充鼻基底和鼻翼沟，年轻化效果更显著。

11. 唇部（图11-2-11）

入路：上、下口角处。

注射量：3mL左右。

注射层次：黏膜下层、肌肉层。

可沿红唇边缘进行线形注射，也可点状注射至唇珠。

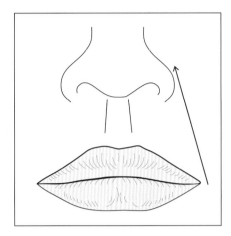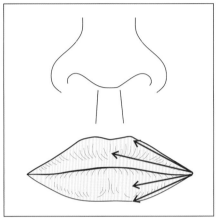

图 11-2-10　鼻唇沟脂肪填充　　　　图 11-2-11　唇部脂肪填充

12. 颏部（图11-2-12）

入路：下颏正中、下颌下缘。

注射量：8~15mL。

注射层次：皮下层、骨膜上层。

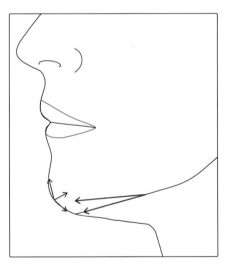

图 11-2-12　颏部脂肪填充

13. 乳房（图11-2-13）

入路：乳晕边缘、乳房下皱襞。

注射量：每侧100~200mL。

注射层次：皮下层、乳腺后与胸大肌间。

以少量、多间隙的方式分散注射，每个隧道的脂肪注射量应保持在1mL，以增加移植脂肪与受区的接触面积，使移植脂肪易于获得血液供应。注射完成后，轻柔按摩，使脂肪颗粒均匀分布。

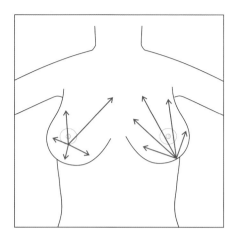

图 11-2-13　乳房脂肪填充

14. 臀部（图11-2-14）

　　入路：臀沟顶点。

　　注射量：每侧100~150mL。

　　注射层次：皮下层。

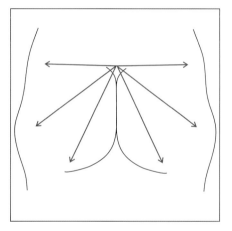

图 11-2-14　臀部脂肪填充

15. 大阴唇（图11-2-15）

　　入路：大阴唇前联合。

　　注射量：每侧10~15mL。

　　注射层次：皮下层。

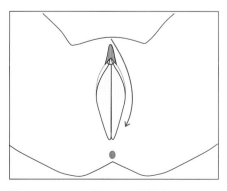

图 11-2-15　大阴唇脂肪填充

补充

1. 细胞辅助的脂肪移植（CAL）

为提高脂肪细胞的存活率，目前较热门的方法是添加干细胞的脂肪移植，其可分为血管基质成分（Stromal Vascular Fraction，SVF，不纯的脂肪干细胞）及脂肪干细胞（Adipose Derived Stem Cell，ADSC）。脂肪干细胞可以分泌一些促血管形成因子，促进新生血管的形成及脂肪的存活。

脂肪颗粒内含有脂肪干细胞，可以在胶原酶的作用下将其分离出来，即经离心可得到SVF，也就是ADSC的前体。对SVF进行数周的细胞培养扩增，可以得到大量的ADSC。将SVF或ADSC加入脂肪细胞中，一起进行移植，增加脂肪细胞周围干细胞的浓度，可以提高脂肪细胞的存活率。但是即使由专业的实验人员去培养ADSC，也有失败的概率，因细胞离开体内，培养过程中容易受到细菌污染而无法增殖。所以目前SVF技术较为多见。

2. PRF辅助的脂肪移植

与SVF所用方法类似，可将富血小板纤维蛋白（PRF）剪碎后混入脂肪细胞中进行脂肪移植，通过其促进新生血管形成的作用，来提升脂肪存活率。

静脉抽取适量血液（抽血量与脂肪量约1:1），置于无抗凝剂的无菌试管中，经离心静置后，血液样本可分为3层。在位于底部的红细胞碎片层和位于顶部的淡黄色澄清液体富血小板血浆之间，取出中间层的淡黄色凝胶，即为PRF凝胶。

PRF的优势在于：无须加入任何添加剂如抗凝剂、凝血酶，完全源于自身材料，避免了免疫排斥反应和过敏反应的可能，更为安全；其内含有多种生长因了，如转化生长因子β、血小板衍生生长因子、类胰岛素生长因子、血管内皮生长因子、表皮生长因子等，对脂肪干细胞有明显的促进增殖和促成脂分化的作用；同时PRF可以促进自体移植脂肪血管化，提高脂肪移植的存活率。

3. 脂肪胶移植

脂肪胶移植实则已破坏了脂肪细胞。

将抽吸的脂肪静置去除多余水分，经离心后可再次离心出约40%的水分，去除水分后将得到的脂肪分为高密度脂肪及低密度脂肪（高密度脂肪为黄白相间颜色），高密度脂肪用于容量填充，将低密度脂肪用于制备脂肪胶，将低密度脂肪置入注射器内，使用类似于滤网样的转换头连接2个注射器，反复推注，以剪切力破坏掉颗粒较大的脂肪细胞，保留脂肪干细胞，脂肪细胞被破坏掉后会析出油脂，再次离心将油脂去除后得到脂肪胶。

参考文献

一、眼部

[1] 曹仁昌. 眼整形艺术[M]. 台北：力大图书有限公司，2016.

[2] 曹思佳. 眼整形秘籍[M]. 沈阳：辽宁科学技术出版社，2018.

[3] 李相烈. 眼部整形手术图谱[M]. 叶娟，译. 北京：北京科学技术出版社，2011.

[4] William PD Chen. Asian Blepharoplasty And The Eyelid Crease[M]. Amsterdam： ELSEVIER，2016.

[5] 邢新，杨超. 眼睑美容与重建外科[M]. 杭州：浙江科学技术出版社，2018.

[6] 王炜. 整形外科学[M]. 杭州：浙江科学技术出版社，1999.

[7] 宋儒耀，方彰林. 美容整形外科学（增订版）[M]. 北京：北京出版社，1992，197-198.

[8] 陈志鹏，李盛华. 眶脂肪瓣转移与自体脂肪游离移植，矫正上睑凹陷的疗效比较[J]. 医学临床研究，2013，38（8）：1525-1527.

[9] 陈刚，张怡，高远. 眼轮匝肌-上睑提肌固定在重睑成形术中的应用[J]. 中华医学美学美容杂志，2017，23（5）：307-309.

[10] 闫迎军，陈迎霞，巩传红. 保留睑板前眼轮匝肌在切开法重睑成形术中的应用[J]. 中华医学美学美容杂志，2012，18（5）：331-333.

[11] 尹飞，于加平，蔡茂季. 切除眼轮匝肌下脂肪垫在肿泡眼重睑成形术中的应用[J]. 中国美容医学，2005，14（4）：443-444.

[12] 刘晓峰，巩梦童，赵莉娜. 改良Park-Z法矫正内眦赘皮联合重睑成形术的临床疗效[J]. 中国美容整形外科杂志，2017，28（9）：534-537.

[13] 谢燕燕，张基勋，姜笃银. 改良Park法重睑术的临床应用及疗效分析[J]. 山东大学耳鼻喉眼学报，2018，32（2）：91-93.

[14] 葛艳娜，刘林嶓. 探讨适合东亚人的切开动态重睑成形术[J]. 中国美容医学，2017，26（3）：10-12.

[15] 赵思纯，王佳琦. 内眦赘皮的解剖学研究进展和术式发展[J]. 中华整形美容外科杂志，2018，34（5）：403-406.

[16] Fakhro A，Yim HW，Kim YK. The Evolution of Looks and Expectations of Asian Eyelid and Eye Appearance[J]. Semin Plast Surg，2015，29（3）：135-144.

[17] 王飚，柳大烈，陈冰. 内眦韧带的解剖研究及其在内眦赘皮矫正术中的应用[J]. 中国美容医学，2009，18（11）：1635-1637.

[18] Suhk JH1，Kiranantawat K2，Nguyen AH3.Physical Evaluation of the Asian Blepharoplasty Patient[J].Semin Plast Surg，2015，29（3）：145-157.

[19] Baik BS1，Ha W，Lee JW. Adjunctive techniques to traditional advancement procedures for treating severe blepharoptosis[J].Plast Reconstr Surg，2014，133（4）：887-896.

[20] 布希. 内眦赘皮手术的治疗进展[J]. 中国中医眼科杂志，2017，27（3）：207-209.

[21] 刘延伟，胡刚，秦宏智. 内眦赘皮基础解剖学研究及矫正术的新进展[J]. 中国美容整形外科杂志，2011，22（2）：127-128.

[22] 赵宏武，卢范，宋建星. 内眦赘皮额解剖成因探究[J]. 中国美容医学，1001，10（3）：176-177.

[23] 李娜，李广帅，刘林嶓. 改良Y-V成形内眦赘皮矫治术联合切开法重睑术的临床应用[J]. 中国美容医学，2014，23（1）：1-3.

[24] 吴彩凤，牛常英，刘宗艳. 改良倒T形切口法矫正内眦赘皮[J]. 中华整形外科杂志，2015，31（5）：384-385.

[25] 刘晓峰，巩梦童，赵莉娜. 改良Park-Z法矫正内眦赘皮联合重睑成形术的临床疗效[J]. 中国美容整形外科杂志，2017，28（9）：534-537.

[26] 丁敏. 节制韧带悬吊治疗轻中度上睑下垂[J]. 蚌埠医学院学报，2004（06）：558.

[27] 王晓平，赵国涛. 上睑提肌折叠联合上横韧带悬吊治疗先天性上睑下垂[J]. 包头医学院学报，2007（06）：642-643.

[28] 张芳，孙玉峰，刘林嶓. 结膜上乔龙联合筋膜鞘悬吊术治疗重度上睑下垂的临床疗效[J]. 中华医学美学美容杂志，2017，23（6）：399-401.

[29] 李想，王喜梅，刘林嶓. 额肌瓣悬吊治疗重度上睑下垂的远期临床疗效观察[J]. 中国美容医学，2016，25（9）：38-40.

[30] 石杰，刘凯，袁继龙. 眉下切口眼轮匝肌提升固定技术在上睑年轻化中的临床疗效观察[J]. 中国美容整形外科杂志，2015，26（9）：544-546.

[31] 葛坚，刘奕志. 眼科手术学[M]. 北京：人民卫生出版社，2016.

[32] 高俊明，邓文慧，席承进. 经外眦部手术行睑裂开大术[J]. 中国美容医学，2013，22（24）：2348-2350.

[33] 王圣林，黄伟青，张成驹. 外眦成形术联合下眼睑下至术矫正外眼角上翘的效果观察[J]. 现代实用医学，2018，30（1）：77-79.

[34] 杨超，邢新. 关于"美容性外眦成形术"和"下睑下至"的一些认识与思考[J]. 中华整形外科杂志，2019，35（6）：519-522.

二、鼻部

[1] 徐万群. 亚洲人鼻整形术[M]. 赵广文，译. 北京：北京大学医学出版社，2015.

[2] Jack P，Rod J，William P，达拉斯鼻整形术[M]. 李战强，译. 北京：人民卫生出版社，2009.

[3] Rod J.Rohrich，Jamil Ahmad，达拉斯鼻修复术[M]. 李战强，译. 北京：人民卫生出版社，2017.

[4] Bahman G，鼻整形术[M]. 刘彦军，译，北京：北京大学医学出版社，2017.

[5] Babak Azizzadeh，Mark R，Calvin M，Master Techniques in Rhinoplasty[M]，ELSEVIER SAUNDERS，2011.

[6] Michael S，Rhinoplasty[M]，Thieme New York Stuttgart，2012.

[7] 周栅，欧阳雪，李崇照. 驼峰鼻伴歪鼻畸形的临床治疗[J]. 组织工程与重建外科杂志，2017，1（5）：291-293.

[8] 牛克辉，朱天申，李芸. 改良术式的驼峰鼻矫正术[J]. 中国美容医学，2001，10（5）：430-431.

[9] 丁祖烈，陈志鹏，陈滔. 自体耳及鼻中隔软骨在鼻尖整形中的应用[J]. 中国美容医学，2010，19（12）：1789-1791.

[10] 尉迟海深，林金德，孙露. 经皮肤入路鼻外侧截骨术在鼻整形中的应用[J]. 中国美容整形外科杂志，2016，2（10）：589-591.

[11] 胡瑛，钟贵玲，颜玲. 内外侧联合截骨矫正驼峰鼻和外伤后歪鼻畸形[J]. 实用医技杂志，2008，15（10）：1231-1232.

[12] 胡小东，尤建军，王盛. 驼峰鼻畸形的治疗进展[J]. 中国美容医学，2012，21（8）：132–134.

[13] 王昕，陈小平，林金德. 美容性短鼻延长术[J]. 中国美容整形外科杂志，2011，22（8）：456–459.

[14] 王映华，王先成. 短鼻整形[J]. 中华整形外科杂志，2017，33（6）：468–472.

[15] 陈文霖，范金财. 短鼻畸形及其治疗[J]. 中国美容整形外科杂志，2015，26（10）：626–628.

[16] 吴晶琰. 黄种人鼻整形的研究进展[J]. 组织工程与重睑外科杂志，2012，8（3）：178–180.

[17] 王文俊，何琪，邵小萍. 固体硅胶假体隆鼻术的雕刻技巧[J]. 中国美容医学，2007，16（7）：930–933.

[18] 莫建民，范元涛. 膨体聚四氟乙烯在隆鼻术中的应用[J]. 实用美容整形外科杂志，2002，13（6）：286–288.

[19] 薛志强，齐彦文，曾高. 自体肋软骨联合膨体聚四氟乙烯鼻部综合整形的临床效果[J]. 中华医学美学美容杂志，2016，22（4）：193–195.

[20] 谭拯，董帆. 鼻综合整形术中自体肋软骨鼻尖榫卯结构整体支架的临床操作技术[J]. 中国美容整形外科杂志，2018，29（1）：31–37.

[21] 陈鹿嘉，安阳，李东. 异体肋软骨在鼻整形手术中的临床应用进展[J]. 中国美容外科杂志，2018，29（1）：41–44.

[22] 张永玉，苗小金，丛涛. 自体真皮脂肪复合组织块移植修复鼻背塌陷[J]. 中华医学美学美容杂志，2011，17（2）：98–100.

[23] 张吉，蒋萱，陈兵. 鼻背宽度的美学分析及宽鼻畸形的截骨治疗[J]. 中国美容医学，2014，23（19）：1668–1671.

[24] 张冰杰，曾高. 膨体聚四氟乙烯行鼻基底填充术矫正面中部凹陷[J]. 中华医学美学美容杂志，2018，24（3）：170–172.

[25] 郑永生，戴利，张君毅. 开放鼻整形术在歪鼻畸形矫正中的应用[J]. 中国耳鼻咽喉头颈外科，2009，16（10）：590–592.

[26] 勾庆芬，王建刚，张一鸣. 开放式手术矫治歪鼻畸形的临床研究[J]. 临床耳鼻咽喉头颈外科杂志，2010，24（11）：481–483.

三、唇部

[1] Foad Nahai. 美容外科学卷二[M]. 曹谊林，祁佐良，译. 北京：人民卫生出版社，2014.

[2] 徐国成. 美容外科解剖图谱[M]. 沈阳：辽宁科学技术出版社，2011.

[3] 徐瑛娇，隋志甫，王聪敏. 厚唇矫治术的护理体会[J]. 中国美容医学，2011，20（9）：1475–1476.

[4] 刘建华，石冰. 唇鼻整形美容手术图谱[M]. 北京：人民卫生出版社，2016.

[4] 潘柏林. 外切法口角上提术治疗口角下垂[J]. 中华整形外科杂志，2016，32（2）：145–147.

[5] 万睿. 红唇筋膜瓣在厚唇修薄整形中的改良应用[J]. 中国美容医学，2016，25（12）：9–10.

[6] 季滢，卢师良，战长蔚. "结构式"厚唇矫正术[J]. 中国美容医学，2012，21（10）：1681–1684.

[7] 张宝林，王小兵. 先天性重唇及厚唇手术方法的改进[J]. 山西医药杂志，2004，33（7）：616.

[8] 冯敬霞，赵绍明. 薄唇矫正术15例[J]. 华北煤炭医学院学报，2004，6（2）：209.

[9] 潘柏林，谢宏彬，程宏. 上唇缩短术在唇部年轻化中的作用[J]. 中华医学美学美容杂志，2015，21（1）：19–22.

四、耳部

[1] 王炜. 整形外科学[M]. 杭州：浙江科学技术出版社，1999.

[2] 徐国成. 美容外科解剖图谱[M]. 沈阳：辽宁科学技术出版社，2011.

[3] Foad Nahai. 美容外科学卷二[M]. 曹谊林，祁左良. 译. 北京：人民卫生出版社，2014.

[4] Adamson JE，Horton CE，Crawford HH.The growth pattern of the external ear.[J]. Plast Reconstr Surg，1965 Oct;36（4）：466-70..

[5] 冯传波，刘晓军，高建华. 招风耳矫治探讨[J]. 中国美容医学，2004，13（4）：453-454.

[6] 傅先军，王璐，苏映军. 招风耳的临床治疗体会[J]. 西南国防医学，2017，27（3）：267-269.

[7] 张晋光，何乐人，庄洪兴. 耳软骨折叠卷曲法矫正招风耳畸形[J]. 中国美容医学，2010，19（4）：489-491.

[8] 王琨. 招风耳畸形矫正术患者围手术期的护理体会[J]. 内蒙古中医药，2016，35（06）：152.

[9] 李钢，卫红，孟宝玺. 耳软骨管法在招风耳畸形治疗中的应用[J]. 组织工程与重建外科杂志，2012，8（1）：37-39.

[10] 李卫华，刘洪琪，王文. 埋线法和耳颅角成形术矫治招风耳畸形[J]. Medical Journal of the Chinese People`s Armed Plolice Forces，2007，18（6）：416-418.

[11] 宁金龙，朱飞，苣向东. 应用Limberg瓣再造耳垂[J]. 整形再造外科杂志，2005，2（4）：206-208.

[12] 邓建平，黄雁翔，裴春燕. 应用耳后皮瓣修复耳垂缺损[J]. 中国美容医学，2011，20（3）：382-383.

五、面部骨性轮廓

[1] 胡静，王大章. 颌面骨骼整形手术图谱[M]. 北京：人民卫生出版社，2013.

[2] 邵祯. 面部轮廓整形手术图谱[M]. 北京：人民军医出版社，2015.

[3] 朴正国，柳大烈. 颌面美容外科操作图解[M]. 北京：人民卫生出版社，2016.

[4] Jung I. Park. 东亚人面部美容手术[M]. 李航，刘立强. 译. 北京：北京大学医学出版社，2009.

[5] Jack P，Rod J，William P，达拉斯鼻整形术[M]. 李战强，译. 北京：人民卫生出版社，2009.

[6] Johan P. Reyneke. 正颌外科学临床精要[M]. 赵颖，译. 北京：人民军医出版社，2016.

[7] 张如鸿，穆雄铮，韦敏. 口内入路下颌角外板矢状劈除矫治下颌角肥大[J]，中华医学美学美容杂志，2003，9（5）：278-280.

[8] 刘波，祝葆华. 隆颏术硅胶假体的雕刻技巧及临床效果[J]. 中国美容医学，2016，25（8）：40-43.

[9] 曾高，高占巍，陈波. 颏成形术矫正颏部畸形的临床效果[J]. 中华医学美学美容杂志，2017，23（2）：88-91.

[10] 鄢鹏，马永清，祝颂松. 用改良"L"形骨切开术减低颧骨颧弓突度[J]. 中国美容医学，2011，20（11）：1692-1694.

六、面部老化

[1] 艾玉峰，王志军，王炜. 面部年轻化美容外科学[M]. 杭州：浙江科学技术出版社，2015.

[2] Rohald L.Moy MD. 面部提升术-美容皮肤科实用技术[M]. 王志军，张晨，译. 北京：人民军医出版社，2009.

[3] Richard J.Warren. 麦卡锡整形外科学第二卷美容分册[M]. 范巨峰，宋建星，译. 北京：人民卫生出版社，2015.

[4] Sherrell J.Aston，Douglas S.Steinbrech，Jennifer L.Walden. 美容整形外科学[M]. 李建宁，代金荣，仇侃敏，译. 北京：北京大学医学出版社，2012.

[5] 徐国成，韩秋生. 美容外科解剖图谱[M]. 沈阳：辽宁科学技术出版社，2011.

[6] 朴正国，柳大烈. 颌面美容外科操作图解[M]. 北京：人民卫生出版社，2016.

[7] Gregory Latrenta. 面颈部美容外科手术图谱[M]. 李健宁，秦荣生，译. 北京：北京大学医学出版社，2006.

[8] 周宇，李森恺，李强. 面部除皱术的外科进展[J]. 中国美容整形外科杂志，2017，28（1）：53-56.

[9] 王志明，任学伟，王燕. SMAS——颈阔肌区两级递进悬吊中下面、颈部提紧术 [J]. 中国美容整形外科杂

志，2008，19（6）：445-447.

[10] 孙波，张晨，王志军. 颏下颈阔肌成形术治疗重颏与颈部松垂畸形[J]. 中国美容整形外科杂志，2010，21（2）：97-99.

[11] 张志宏，李文志，欧阳钟石. 颧脂肪垫悬吊技术辅以 SMAS 折叠的中面部除皱术[J]. 中国美容医学，2011，20（4）：529-531.

[12] 夏东胜，何东梅，周蓉蓉. "三重提紧术"在中下面部提升中的应用[J]. 中华医学美学美容杂志，2017，23（3）：152-155.

[13] 段伟强，岑瑛，李正勇. 额颏颈瘢痕粘连治疗中颏颈部轮廓成形及疗效评价[J]. 中国修复重建外科杂志，2012，26（12）：1489-1491.

七、胸部

[1] John B.Tebbetts. M.D.特贝茨隆乳术[M]. 陈宇哲，余力，译. 北京：人民军医出版社，2014.

[2] 安相泰. 现代韩国乳房整形术[M]. 金光逸，张晨，译. 沈阳：辽宁科学技术出版社，2016.

[3] 范志宏，张岚蓉. 隆乳术乳房假体容积的选择[J]. 上海第二医科大学学报，2003（06）：530-532.

[4] 张波，杨川，余力. 隆乳术乳房假体容积的推算[J]. 实用美容整形外科杂志，1998（9）：288-290.

[5] 张波，杨川. 常用乳房整形美容手术——实例分析图谱[M]. 上海：上海交通大学出版社，2013.

[6] 刘印，赵琳. 巨乳缩小术围手术期的临床护理[J]. 中国疗养医学，2013，22（11）：982-984.

[7] 王培生，沈恒丽，王增顺. 硅胶假体隆乳术临床研究[J]. 中国现代药物应用，2012，6（17）：41-42.

[8] 黄雁翔，邓建平，张治平. 硅胶假体隆乳术临床应用观察[J]. 中国美容医学，2013，22（6）：624-625.

[9] 中华医学会整形外科学分会乳房专业学组. 硅胶乳房假体隆乳术临床技术指南[J]. 中华整形外科杂志，2013，29（1）：1-4.

[10] Ye X, Shokrollahi K, Rozen WM, et al. Anaplastic large cell lymphoma （ALCL） and breast implants：Breaking down the evidence[J]. Mutat Res Rev Mutat Res, 2014, 762: 123-132.

[11] Lazzeri D, Agostini T, Bocci G, et al. ALK-1-negative anaplastic large cell lymphoma associated with breast implants：a new clinical entity [J]. Clin Breast Cancer, 2011, 11（5）：283-296.

[12] Laurent C, Delas A, Gaulard P, et al.Breast Implant Associated Anaplastic Large cell Lymphoma：two distinct clinicopathological variants with different outcomes [J]. Ann Oncol, 2016, 27（2）：306-314.

[13] Kim B, Predmore ZS, Mattke S, et al.Breast Implant-associated Anaplastic Large Cell Lymphoma：Updated Results from a Structured Expert Consultation Process [J]. Plast Reconstr Surg Glob Open, 2015, 3（1）：e296.

[14] 亓雨禾. 乳房假体相关的间变性大细胞淋巴瘤[J]. 中国美容医学，2017，26（10）：127-130.

[15] 董小龙，陈育哲，刘畅. 经腋窝切口内窥镜辅助下双平面隆乳的临床应用[J]. 中国美容医学，2016，25（11）：3-6.

[16] 穆大力，桑杰，穆兰花. 内窥镜辅助假体隆乳术中的精确定位[J]. 中国美容整形外科杂志，2013，24（8）：463-465.

[17] 高静，何为，黄惠铭. 改良环形切除法肥大乳头缩小术[J]. 中国美容整形外科杂志，2010，21（8）：478-479.

[18] 于冰，冯锐，富泽龙. 一种保留哺乳功能的乳头内陷矫正术研究[J]. 中国美容医学，2014，23（22）：1855-1858.

[19] 杨锴，李广学，穆蘭. 交叉菱形真皮瓣联合乳头持续牵引矫正乳头内陷的临床效果观察[J]. 中国医药，2016，11（3）：396-399.

[20] 孔祥红，周莉萍，李岩. 乳晕去表皮对偶菱形真皮脂肪瓣联合持续牵引矫治重度乳头内陷[J]. 中国美容整

形外科杂志，2014，25（4）：198–199.

[21] 杨思奋，梅小霞，罗谦. 改良双环法乳晕缩小整形术[J]. 中国美容医学，2015，24（11）：6–8.

[22] 张晨. 巨乳缩小与乳房悬吊术：整形外科医师的试金石[J]. 中国美容整形外科杂志，2019，30（3）：129–131.

[23] 亓法芝. 乳房整形美容进展[J]. 中国美容整形外科杂志，2017，28（7）：385–387.

[24] 赵延峰，石曦曦，王荣荣. 乳房下垂的综合评估与治疗[J]. 中国美容医学，2014，23（16）：1319–1322.

[25] 王炜. 整形外科学[M]. 杭州：浙江科学技术出版社，1999.

八、腋部

[1] 酒井成身. 美容整形外科手术的基本操作[M]. 杜恩年，吕雅昕，译. 台湾：南江堂合记图书出版社，2013.

[2] Peter C.Neligan. 麦卡锡整形外科学第五卷乳房分册[M]. 范巨峰，江华，译. 北京：人民卫生出版社，2015.

[3] 邢新. 美容与再造整形手术实例彩色图谱[M]. 沈阳：辽宁科学技术出版社，2009.

[4] 陶政. 美容式切口腋臭切除术[J]. 蚌埠医学院学报，2006，31（3）：287–288.

[5] 张晓兰. 286例腋下小切口副乳切除术的疗效评价[J]. 实用临床医药杂志，2014，18（19）：132–133.

[6] 何俭，刘晓夏，殷剑波. 腋下小切口型副乳切除术[J]. 中国美容医学，2011，20（1）：24–25.

九、腹部

[1] Richard J.Warren. 麦卡锡整形外科学第二卷美容分册[M]. 范巨峰，宋建星，译. 北京：人民卫生出版社，2015.

[2] Sherrell J.Aston，Douglas S.Steinbrech，Jennifer L.Walden. 美容整形外科[M]. 李建宁，代金荣，仇侃敏，译. 北京：北京大学医学出版社，2012.

[3] 徐国成，韩秋生. 美容外科解剖图谱[M]. 沈阳：辽宁科学技术出版社，2011.

[5] Charles H.Thorne. GRAB AND SMITH`S PLASTIC SURGERY[M]. London：Wolters Kluwer，2014.

[6] 杨柳枝，熊锦梅，林善群. 腹部仿生物理疗法在产后腹直肌分离中的疗效观察[J]. 实用中西医结合临床，2017，17（12）：32–38.

[7] 王影，张杰，冯艳霞. 电刺激治疗产后腹直肌分离的效果观察[J]. Chin J Obstet Cynecol Pediatr（Electron Ed），2017，13（2），218–221.

[8] 钟书强，王芳. 腹壁成形术临床应用分析[J]. 世界最新医学信息文摘，2014，14（32）：177–178.

十、私密部

[1] 元铁. 女性生殖器整形学[M]. 王建六，罗新，译. 北京：人民卫生出版社，2016.

[2] 徐国成，韩秋生. 美容外科解剖图谱[M]. 沈阳：辽宁科学技术出版社，2011.

[3] Michael P.Goodman. 女性生殖器整形美容[M]. 陈敏亮，译. 北京：北京大学医学出版社，2019.

[4] 蒋雯，李江，樊承红. 不影响外观与生理功能的小阴唇肥大整形术[J]. 中国美容医学，2015，24（2）：1–3.

[4] 许澎，谭谦，吴杰. 保留小阴唇形态的上蒂瓣法小阴唇缩小成形术[J]. 中国美容整形外科杂志，2011，22（9）：554–556.

[5] 张斌，孙嘉忆，张琪. 小阴唇和阴蒂包皮联合缩小手术12例[J]. 中国美容整形外科杂志，2011，22（9）：562–563.

[6] 魏蜀一，李强，李森恺. 改良的三层缝合法处女膜修补术[J]. 中国美容整形外科杂志，2014，25（5）：271–273.

[7] 李雪阳，金培生，陶常波. 处女膜破裂修补术的临床体会[J]. 徐州医学院学报，2008，28（3）：192-193.

[8] 章江丽. 阴道缩紧术75例临床分析[J]. 山东医药，2010，50（15）：34.

[9] 陈玉红，彭丽，顾连芬. 阴道缩紧术治疗阴道后壁膨出60例临床观察[J]. 中国美容医学，2010，19（1）：28-29.

[10] 贾桂玥，宋淑军. 改良的阴道缩紧术治疗阴道松弛临床观察[J]. 中华医学美学美容杂志，2011，17（4）：273-276.

[11] 刘伟玲，陆亚萍. 改良中间去表皮法小阴唇肥大修整术23例临床分析[J]. 交通医学，2011，25（2）：195-197.

[12] 刘冰，陈文. 小阴唇缩小术的发展和现状[J]. 中国美容整形外科杂志，2018，29（2）：125-127.

[13] 陈平，陈敏健，陈白烨. 采用游离处女膜瓣重建处女膜基底环修复法[J]. 中国医疗美容，2013（3）：17-18.

十一、吸脂及脂肪填充

[1] 刘毅，栾杰. 自体脂肪移植新技术[M]. 北京：清华大学出版社，2017.

[2] 李京. 现代脂肪移植隆乳术与面部脂肪雕塑[M]. 北京：人民卫生出版社，2015.

[3] 刘毅，郭树忠. 形体雕塑与脂肪移植外科学[M]. 杭州：浙江科学技术出版社，2012.

[4] 李赴朝，丁芷林. 脂肪抽吸与脂肪移植术[M]. 上海：第二军医大学出版社，2004.

[5] 刘乃军. 自体脂肪颗粒注射移植的临床研究[J]. 中国美容医学，2008，17（10）1519-1521.

[6] 潘红伟，刘叔阳，程红涛. 吸脂技术在形体雕塑中的应用观察[J]. 中国医疗美容，2017，7（8）：27-31.

[7] 王力，许世萍. 全麻吸脂术后低温寒战的处理分析[J]. 医学信息，2011，24（9）：6143-6144.

后 记

沉浸了两年的时间，终于将这本《整形时间　美容外科常用术式图解》编写完成，不求于名，却不甘于庸，好在处在这个信息发达的年代，可以有广阔的资源去探索，去研究，辅以自己实践中感兴趣的知识点，总结以记，便有了这本书。常言说，"行百里者半九十"，写一本书还真是熬人心血，随着一笔一笔地学习画图，随着一点一点地增加新知识点，也随着修改稿件次数的增加，焦虑随之而来，在此感谢家人、老师、朋友的支持，看着书籍内容日渐完善，也是颇为感慨。

（不吐不快的第二段）且说整形美容目前属于新兴行业，每日都会涌入大批对此感兴趣的医美工作者，但也因此造成了医美市场的混杂，夸大其词的广告语随处可见，"知其然而不知其所以然"的"大师"大有人在，同时因为掌握知识的不对等，相互拆台的医疗机构也是遍布城市。而整形美容外科作为一门学科，存在很多手术技巧和触类旁通的知识点，无论个人方向如何，笔者都建议从业者能系统地钻研整形美容这门学科，以完善自身的不足。

用《易经》研究事物，首先要明确事务的"理""数""相"，而后得其"占"；我们研究手术也是一样，基于原理、数值、外形的探索而预测手术的结果。笔者将学习美容手术的步骤分为三步：第一步为"初生牛犊不怕虎"，主要掌握手术的目的、原理、设计及手术过程，由此可对手术本身产生清晰的印象，找到手术的重心，以形成明确的脉络。第二步为"明知山有虎，偏向虎山行"，需要认识手术的相关并发症，以及其形成原因、如何预防、处理办法。由此可对手术细节的把握更加精准。第三步为"收放自如"，为深度的学习，包括掌握牢靠的基础知识，触类旁通，了解手术的相关背景及相关知识点。本书围绕第一步将美容外科常见术式的目的、原理、设计及手术过程做以精要的图文说明，无论是对整形感兴趣的医者，亦或是医美咨询者，均可通过本书快速了解并掌握相关手术的核心重点。

愿每位读者在看完这本书后都会有所收获，笔者也会更深入地研究整形美容这门学科，继续总结并争取分享更好的著作。鉴于笔者资历有限，本书难免存在谬误之处，还请各位同道指出，共同探讨进步。